WIE MAN NIERENERKRANKUNGEN MIT LEBENSMITTELN STOPPT

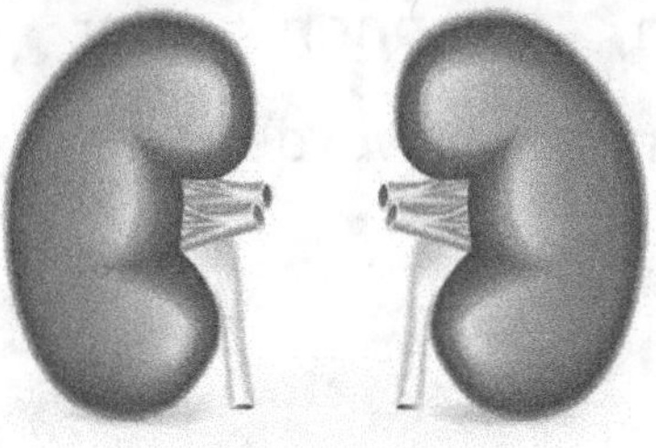

Der vollständige Rezeptleitfaden zur Behandlung von Nierenerkrankungen und zur Vermeidung einer Dialyse mit einem Nieren-Speiseplan

Von

Clara Ramsey

1| So stoppen Sie Nierenerkrankungen

Inhaltsverzeichnis

5| So stoppen Sie Nierenerkrankungen

6| **So stoppen Sie Nierenerkrankungen**

7| So stoppen Sie Nierenerkrankungen

 So stoppen Sie Nierenerkrankungen

Einführung

Wie man Nierenerkrankungen mit Nahrungsmitteln stoppt

Stellen Sie sich vor, Sie sitzen in der Praxis Ihres Arztes und hören die Worte, die alles verändern: „Sie leiden an einer Nierenerkrankung."

Ihre Gedanken rasen – was bedeutet das für Ihr Leben?

Wie ist es passiert?

Gibt es eine Möglichkeit, es zu stoppen?

Die gute Nachricht ist, dass Sie nicht machtlos sind. Medikamente und Behandlungen spielen zwar eine Rolle, aber eines der wirksamsten Mittel, die Ihnen bereits zur Verfügung stehen, ist Nahrung.

Ich erinnere mich an den Tag, an dem bei meiner engen Freundin Sarah eine chronische Nierenerkrankung (CKD) im Stadium 3 diagnostiziert wurde. Sie war überwältigt von Unsicherheit und Angst. Ich sah, wie sie unzählige Arzttermine durchlief und versuchte zu verstehen, wie sie mit dieser Krankheit leben konnte.

Dann machte es Klick. Nachdem sie tiefer in die Forschung eingetaucht war, wurde ihr klar, dass Essen nicht nur etwas war, das sie verwalten musste – es konnte ihr tatsächlich helfen, sich zu wehren. Ein paar Jahre später ist Sarah gesünder, glücklicher und ihre Nierenfunktion hat sich stabilisiert, und das alles dank der Änderungen, die sie an ihrer Ernährung vorgenommen hatte.

Warum Essen wichtig ist

Eine Nierenerkrankung wird oft als eine unvermeidliche Entwicklung angesehen, als ein Weg ohne Umwege.

11| So stoppen Sie Nierenerkrankungen

Aber hier ist die Wahrheit: Was Sie täglich essen, hat direkte Auswirkungen auf die Gesundheit Ihrer Nieren. Stellen Sie es sich so vor: Ihre Nieren sind Filter, und genau wie bei einem Wasserfilter in Ihrem Zuhause macht die Qualität dessen, was durch sie hindurchgeht, einen großen Unterschied.

Eine falsche Ernährung kann diese lebenswichtigen Organe überlasten und schädigen, doch die richtige Nahrung kann ihnen zu einer reibungsloseren Funktion verhelfen, die Belastung verringern und sogar das Fortschreiten einer Nierenerkrankung verlangsamen.

Eine persönliche Reise

Meine Inspiration für das Schreiben dieses Buches stammt aus Geschichten wie der von Sarah und unzähligen anderen, die die heilende Wirkung von Nahrungsmitteln entdeckt haben. Als ich zum ersten Mal etwas über den Zusammenhang zwischen Ernährung und Nierengesundheit erfuhr, war ich erstaunt, wie viel Kontrolle wir über unsere eigene Gesundheit haben.

Unabhängig davon, ob die CKD bei Ihnen gerade erst diagnostiziert wurde oder Sie bereits seit Jahren darunter leiden: Ihre tägliche Lebensmittelauswahl kann den Verlauf Ihrer Erkrankung verändern.

Dabei geht es nicht nur darum, die Ernährung einzuschränken, sondern auch darum, sich Wissen anzueignen.

Stellen Sie sich vor, Sie könnten Mahlzeiten auswählen, die Ihren Körper ernähren und Ihre Nieren schützen, statt sich durch eine Liste von Verboten gefangen zu fühlen. Darum geht es in diesem Buch: Es gibt Ihnen die Werkzeuge, mit denen Sie Ihre Nierengesundheit Mahlzeit für Mahlzeit selbst in die Hand nehmen können.

13| So stoppen Sie Nierenerkrankungen

Die Wissenschaft ist klar

Sie fragen sich vielleicht, ob die Ernährung wirklich einen so großen Unterschied machen kann. Die Antwort ist ein klares Ja. Studien zeigen, dass eine nierenfreundliche Ernährung Entzündungen reduzieren, den Blutdruck regulieren und die Belastung Ihrer Nieren verringern kann.

Eine Reduzierung des Salzgehalts, eine Kontrolle der Proteinaufnahme und ein Ausgleich von Mineralien wie Kalium und Phosphor können buchstäblich dazu beitragen, die Nierenfunktion zu erhalten. Dies wird durch jahrelange Forschung und Erfolgsgeschichten aus der Praxis untermauert.

Ein Blick auf das, was uns erwartet

In diesem Buch untersuchen wir, welche Nahrungsmittel Ihre Nieren unterstützen und welche, die ihnen schaden können.

Ich zeige Ihnen einfache, praktische Ernährungspläne, die ebenso lecker wie nierenfreundlich sind.

Sie erfahren, wie Sie Ihren Natriumkonsum senken können, ohne den Geschmack zu verlieren, wie Sie Proteine genießen können, ohne Ihre Nieren zu überfordern, und wie Sie ausgewogene Mahlzeiten zubereiten, die Ihre allgemeine Gesundheit unterstützen. Am wichtigsten ist jedoch,

Ich werde Geschichten von Menschen wie Ihnen erzählen, die ihre Gesundheit durch die Kraft der Nahrung verbessert haben.

Der Weg, Nierenerkrankungen zu stoppen, ist nicht einfach, aber Sie müssen ihn nicht alleine gehen. Gemeinsam erkunden wir die Hintergründe, Strategien und Geschichten, die beweisen, dass es möglich ist. Und im Mittelpunkt steht dabei die Nahrung, die Sie jeden Tag zu sich nehmen.

15| **So stoppen Sie Nierenerkrankungen**

Kapitel Eins

Nierenerkrankung und ihr Fortschreiten verstehen

Wenn Sie die Worte „Nierenerkrankung" zum ersten Mal hören, fühlt es sich an, als würde Ihre Welt stehen bleiben.

Fragen überfluten Ihren Kopf:

Wie schlimm ist es?

Was bedeutet das für mein Leben?

Kann ich verhindern, dass es schlimmer wird?

Aber hier ist die Sache – obwohl eine Nierenerkrankung überwältigend sein kann, gibt Ihnen das Verständnis, wie sie funktioniert, die Kraft, die Kontrolle zu übernehmen. Und glauben Sie mir, Sie sind auf dieser Reise nicht allein. Lassen Sie es mich also aufschlüsseln.

Wie Nierenerkrankungen beginnen

Ihre Nieren sind wie winzige Filter, die unermüdlich daran arbeiten, Ihr Blut zu reinigen, die Körperflüssigkeiten auszugleichen und Giftstoffe zu entfernen. Mit der Zeit können verschiedene Faktoren – wie Bluthochdruck, Diabetes oder sogar eine schlechte Ernährung – diese Filter beschädigen, wodurch es für Ihre Nieren schwieriger wird, ihre Arbeit zu tun. Zunächst ist der Schaden möglicherweise so gering, dass Sie ihn nicht einmal bemerken, aber mit der Zeit summiert er sich.

Stellen Sie sich Ihre Nieren wie einen Schwamm vor, der langsam mit Schmutz verstopft wird. Anfangs können sie noch Wasser aufnehmen, aber je mehr Schmutz sich ansammelt, desto schlechter funktionieren sie. Genau das passiert bei chronischer Nierenerkrankung (CKD).

17| So stoppen Sie Nierenerkrankungen

Der Schaden baut sich im Laufe der Jahre auf und die Symptome treten erst dann auf, wenn die Nieren bereits Probleme haben.

Die Stadien der chronischen Nierenerkrankung (CKD)

Das Verständnis der Stadien einer chronischen Nierenerkrankung (CKD) kann Ihnen helfen, die Kontrolle zu übernehmen und, was noch wichtiger ist, fundierte Entscheidungen über Ihre Gesundheit zu treffen. Egal, ob Sie gerade erst diagnostiziert wurden oder einen geliebten Menschen betreuen, das Wissen über diese Stadien ist der Schlüssel zur Behandlung und Verlangsamung der Krankheit.

Lassen Sie es uns gemeinsam durchgehen – Schritt für Schritt.

Was sind die Stadien einer CKD?

Eine chronische Nierenerkrankung trifft einen nicht auf einmal. Es ist ein schleichender Prozess, der oft so unauffällig verläuft, dass viele Menschen erst merken, dass sie darunter leiden, wenn die Krankheit schon fortgeschritten ist. CKD wird typischerweise in fünf Stadien unterteilt, von denen jedes widerspiegelt, wie gut Ihre Nieren funktionieren oder was als Ihre glomeruläre Filtrationsrate (GFR) bezeichnet wird – im Wesentlichen, wie effizient Ihre Nieren Abfallprodukte und überschüssige Flüssigkeiten aus Ihrem Blut filtern.

Aber keine Sorge, ich erkläre Ihnen das alles in einfachem Englisch.

Wenn Sie verstehen, was in jeder Phase passiert, können Sie eng mit Ihrem Gesundheitsteam zusammenarbeiten, um Ihre Ernährung, Ihren Lebensstil und Ihre allgemeine Gesundheit auf eine Weise zu steuern, die einen echten Unterschied macht.

19| **So stoppen Sie Nierenerkrankungen**

Stufe 1

Leichte Nierenschäden, aber immer noch stark

In diesem Stadium funktionieren Ihre Nieren noch einwandfrei – fast so, als ob nichts wäre. Ihre GFR ist möglicherweise normal oder nur leicht reduziert. Oft haben die Betroffenen keine Symptome, weshalb CKD jahrelang unbemerkt bleiben kann.

Aber hier ist die Sache: Auch wenn der Schaden gering ist, ist es wichtig, jetzt Maßnahmen zu ergreifen. Frühzeitige Änderungen der Ernährung und des Lebensstils können eine Verschlechterung verhindern. Betrachten Sie es als einen Weckruf Ihres Körpers – eine Chance, Ihre Nieren zu schützen, bevor weitere Schäden auftreten.

Stufe 2

Leichter Schaden, aber erste Anzeichen zeigen sich

Im Stadium 2 funktionieren die Nieren noch ganz gut, aber es gibt Anzeichen für leichte Schäden. Sie bemerken vielleicht einige subtile Anzeichen wie Müdigkeit oder erhöhten Blutdruck, aber diese lassen sich leicht ignorieren. Ihre GFR ist etwas niedriger als normal, aber auch hier ist es ein guter Zeitpunkt, Ihre Ernährung umzustellen. Kleine Veränderungen können jetzt große Auswirkungen auf die Verlangsamung des Krankheitsverlaufs haben.

Stufe 3

Mäßig eingeschränkte Nierenfunktion

Hier beginnt sich CKD bemerkbar zu machen. Im Stadium 3 arbeiten Ihre Nieren nur noch zu 30-59 % ihrer vollen Kapazität und Symptome wie Schwellungen (vor allem in den Füßen und Knöcheln), Veränderungen beim Wasserlassen oder ein stärkeres Müdigkeitsgefühl als sonst können deutlicher werden. Diese Phase ist in 3a und 3b unterteilt:

Stadium 3: GFR zwischen 45 und 59

Stadium 3b: GFR zwischen 30 und 44

Viele Menschen werden hier diagnostiziert, weil die Symptome zu offensichtlich werden, um sie zu ignorieren.

Und hier die gute Nachricht? Mit der richtigen Ernährung, Medikamenten und Lebensstiländerungen können Sie den Fortschritt noch verlangsamen. Jetzt ist es an der Zeit, sich auf Nahrungsmittel zu konzentrieren, die Ihre Nieren weniger belasten, und Dinge wie Natrium, Phosphor und Protein zu reduzieren, die die Nieren stärker belasten.

Stufe 4

Schwerwiegender Verlust der Nierenfunktion

Im Stadium 4 funktionieren Ihre Nieren nur noch zu 15-29 % und die Symptome der Nierenerkrankung sind deutlich ausgeprägter. Sie fühlen sich möglicherweise extrem müde, haben Schwellungen oder Veränderungen beim Wasserlassen.

In dieser Phase ist es wichtig, eng mit Ihrem Arzt oder Ernährungsberater zusammenzuarbeiten, um eine nierenfreundliche Ernährung einzuhalten und die Symptome zu behandeln. Dies ist auch der Zeitpunkt, an dem Gespräche über zukünftige Behandlungen wie Dialyse oder eine Nierentransplantation beginnen können.

Aber keine Panik – Stadium 4 ist nicht das Ende der Fahnenstange. Viele Menschen können ihre Nierenfunktion jahrelang aufrechterhalten, wenn sie sorgfältig behandelt werden, und auch hier spielt die

Ernährung eine große Rolle. Eine geringere Proteinzufuhr, die Kontrolle des Kalium- und Phosphorspiegels sowie eine ausreichende Flüssigkeitszufuhr können dazu beitragen, die Belastung Ihrer Nieren zu verringern.

Stufe 5

Nierenversagen im Endstadium (ESRD)

Stadium 5 bedeutet, dass die Nierenfunktion unter 15 % sinkt und Ihre Nieren Abfallstoffe und Flüssigkeiten nicht mehr wirksam filtern können. Dies wird als Nierenversagen im Endstadium (ESRD) bezeichnet und eine Behandlung wie Dialyse oder Nierentransplantation wird notwendig, um gesund zu bleiben.

Es klingt entmutigend, aber selbst in Stadium 5 können Ernährungsentscheidungen die Lebensqualität verbessern und helfen, die Symptome zu bewältigen. Eine nierenfreundliche Ernährung – mit wenig

Natrium, Kalium und Phosphor – kann Ihre allgemeine Gesundheit unterstützen und gleichzeitig die Komplikationen einer fortgeschrittenen Nierenerkrankung lindern.

Warum es wichtig ist, die Phasen zu kennen

Das Verständnis der Stadien von CKD hilft Ihnen, fundierte Entscheidungen zu treffen. Jedes Stadium bietet unterschiedliche Möglichkeiten, das Fortschreiten der Krankheit zu verlangsamen oder sogar zu stoppen. Mit der richtigen Ernährung, Änderungen des Lebensstils und Unterstützung können Sie Ihre Nierenfunktion so lange wie möglich schützen.

Es ist nie zu früh – oder zu spät –, mit der Pflege Ihrer Nieren zu beginnen. Egal, ob Sie sich in Phase 1 befinden und gerade erst anfangen oder schon weiter fortgeschritten sind, denken Sie daran, dass die Ernährung eines der wirksamsten Mittel ist, die Sie zum Schutz Ihrer Nieren und Ihrer Gesundheit haben. Lassen Sie uns diese mit Bedacht einsetzen!

Erinnern Sie sich an meine Freundin Sarah? Ihre Diagnose kam im Stadium 3, aber sie wusste nicht einmal, dass etwas nicht stimmte, bis zu einer Routine-Blutuntersuchung. Sie fühlte sich vollkommen wohl. Wie viele andere dachte sie, dass eine Nierenerkrankung etwas sei, das sie nicht betreffen würde.

Aber je früher Sie es bemerken, desto mehr Möglichkeiten haben Sie, den Fortschritt zu verlangsamen oder zu stoppen. Als Sarah begann, ihre Ernährung umzustellen und sich gesünder zu ernähren, bemerkte sie einen großen Unterschied – nicht nur in ihrem Befinden, sondern auch in ihren

Laborergebnissen. Ihre Nierenfunktion stabilisierte sich und sie hat seitdem nicht mehr zurückgeblickt.

Die Wissenschaft des Fortschritts

Wie kann sich eine Nierenerkrankung verschlimmern?

Der Fortgang von CKD ist häufig auf Entzündungen, Bluthochdruck und übermäßige Abfallprodukte im Blut zurückzuführen. Wenn Ihre Nieren geschädigt sind, müssen sie härter arbeiten, um Giftstoffe herauszufiltern. Diese zusätzliche Arbeit verursacht noch mehr Schäden, was einen Zyklus der Funktionsverschlechterung auslöst. Es ist, als würde man ein Auto mit einem kaputten Motor fahren – irgendwann wird er den Geist aufgeben.

27| **So stoppen Sie Nierenerkrankungen**

Deshalb ist die Ernährung so wichtig. Was Sie essen, beeinflusst die Menge der Abfallprodukte, die Ihre Nieren filtern müssen, das Mineralstoffgleichgewicht in Ihrem Blut und den Entzündungsgrad in Ihrem Körper.

Durch den Verzehr nierenschonender Nahrungsmittel können Sie Ihren Nieren die nötige Ruhe gönnen, um zu heilen und die Schädigung zu verlangsamen.

Sie haben mehr Kontrolle als Sie denken

Hier ist die Wahrheit: Eine Nierenerkrankung muss nicht zwangsläufig zu einem Verfall führen. Ja, es ist eine ernste Erkrankung, aber mit dem richtigen Wissen können Sie Ihre Gesundheit in den Griff bekommen.

Durch intelligente, nierenfreundliche Entscheidungen können Sie das Fortschreiten der CKD verlangsamen oder sogar stoppen und Ihren Nieren die Unterstützung geben, die sie brauchen, um weiterhin ihre Arbeit zu tun.

Der Weg ist nicht einfach, aber alles andere als hoffnungslos. Mit der richtigen Ernährung und einer Änderung des Lebensstils können Sie wie Sarah Ihre Nieren schützen und Ihre Lebensqualität verbessern. Jede Mahlzeit ist eine Gelegenheit, etwas zu bewirken.

Kapitel Zwei

Wie sich die Ernährung auf die Nierenfunktion auswirkt

Wie Sie wissen, sind an Ihren Nieren hochqualifizierte, engagierte Mitarbeiter rund um die Uhr im Einsatz, um Ihre Gesundheit zu erhalten. Jeder Bissen, den Sie zu sich nehmen, und jeder Schluck, den Sie trinken, wirkt sich auf sie aus.

Aber hier ist der überzeugendste Teil: Die von Ihnen ausgewählten Lebensmittel können ihre Belastung tatsächlich verringern und sie auf lange Sicht schützen. Es geht nicht nur darum, was Sie vermeiden; es geht um die Auswahl Ihrer Ernährung, die den entscheidenden Unterschied für Ihre Nierengesundheit ausmachen kann.

Die „Arbeitslast" der Nieren

Ihre Nieren haben eine große Aufgabe – sie sind für das Filtern von Abfallprodukten, den Flüssigkeitsausgleich, die Elektrolyteverwaltung und sogar für die Knochengesundheit verantwortlich. Aber wie bei jeder Maschine gilt: Je härter sie arbeiten, desto mehr Verschleiß erleiden sie. Wenn wir Nahrungsmittel mit einem hohen Gehalt an bestimmten Mineralien, Zusatzstoffen oder unnötigen Giftstoffen zu uns nehmen, geben wir den Nieren im Wesentlichen zusätzliche Arbeit.

Die Nieren sind wie ein Schwamm. Sie filtern die Flüssigkeit, die durch sie hindurchgeht, absorbieren einige Dinge und lassen andere durch. Nahrungsmittel mit hohem Natrium-, Protein- oder Phosphorgehalt erschweren beispielsweise die Nierenarbeit und verstärken den „Verstopfungseffekt".

Durch den Verzehr nierenfreundlicher Nahrungsmittel tragen Sie dazu bei, dass die

Nieren so frei und leistungsfähig wie möglich bleiben.

Die Auswirkungen einer natrium- und proteinreichen Ernährung

Natrium und Protein sind notwendig, aber nur in den richtigen Mengen. Eine natriumreiche Ernährung kann zu Flüssigkeitsansammlungen und hohem Blutdruck führen, was wiederum die Nieren belastet.

Auch wenn Protein für die Regeneration und das Wachstum unerlässlich ist, kann eine zu hohe Proteinzufuhr die Nieren überfordern, insbesondere wenn sie bereits geschwächt sind. Stellen Sie es sich so vor, als würden Sie ein kleines Boot mit zu viel Ladung überladen; irgendwann wird es nicht mehr über Wasser bleiben.

Die Wahl von Lebensmitteln mit natürlichem Natriumgehalt und die Konzentration auf magere, moderate Proteinquellen kann einen großen Unterschied machen. Pflanzliche Proteine – wie Bohnen, Linsen oder Tofu – sind großartige Alternativen, die im Allgemeinen schonender für die Nieren sind und nicht so viel Belastung darstellen.

Phosphor, Kalium und Nierengesundheit

Phosphor und Kalium sind weitere Nährstoffe, auf die man genau achten sollte. In gesunden Mengen unterstützen sie die Knochen- und Muskelfunktion, aber wenn die Nierenfunktion nachlässt, können sie sich im Blut ansammeln und schädliche Auswirkungen haben. Zu viel Kalium kann beispielsweise die Herzfunktion beeinträchtigen, während ein Überschuss an Phosphor die Knochen schwächen kann.

Durch kluge Entscheidungen – wie das Vermeiden von verarbeiteten Lebensmitteln (die oft versteckten Phosphor enthalten) und

33| **So stoppen Sie Nierenerkrankungen**

die Wahl von kalorienarmen Früchten und Gemüsesorten wie Äpfeln, Blaubeeren und Paprika – können Sie diese Nährstoffe im Griff behalten. Es geht darum, Lebensmittel auszuwählen, die mit Ihren Nieren zusammenarbeiten, statt gegen sie zu arbeiten.

Gesunde Flüssigkeitszufuhr

Eine ausreichende Flüssigkeitszufuhr ist wichtig, sollte aber ausgewogen sein. Wassertrinken über den Tag verteilt hilft dabei, Giftstoffe auszuspülen und erleichtert den Filterprozess Ihrer Nieren.

Aber für Menschen mit fortgeschrittener Nierenerkrankung ist es wichtig, die Flüssigkeitsaufnahme zu kontrollieren, um Flüssigkeitsansammlungen vorzubeugen. Indem Sie sich an die empfohlene Flüssigkeitszufuhr halten, die auf Ihrem individuellen Zustand basiert, stellen Sie sicher, dass Ihre Nieren nicht überlastet werden. Eine gute Faustregel? Trinken Sie regelmäßig, anstatt auf einmal große Mengen hinunterzuschlucken.

Warum nährstoffreiche Lebensmittel wichtig sind

Die richtigen Lebensmittel können wirkungsvolle Verbündete bei der Unterstützung der Nierenfunktion sein. Blattgemüse, Beeren, Olivenöl und bestimmte Kräuter und Gewürze (wie Kurkuma und Ingwer) sind reich an Antioxidantien und entzündungshemmenden Eigenschaften, die die allgemeine Nierengesundheit unterstützen. Darüber hinaus fördern die in diesen Lebensmitteln enthaltenen Vitamine und Mineralien eine gesunde Zellfunktion, reduzieren Entzündungen und helfen sogar, den

Blutdruck zu senken, sodass Ihre Nieren eine wohlverdiente Pause bekommen.

Ich möchte Ihnen von Kara erzählen, einer anderen Nierenpatientin, die ich bei Sarahs Termin kennenlernte. Sie war einmal davon überzeugt, dass die Umstellung auf ihre Diät für sie bedeuten würde, dass sie für immer auf leckeres Essen verzichten könnte.

Aber nachdem sie die Auswirkungen der Nahrung auf ihre Nieren erkannt hatte, begann sie mit einfachen, nierenfreundlichen Alternativen zu experimentieren. Die verarbeiteten Snacks flogen raus, durch buntes Gemüse, herzhaftes Getreide und natriumarme Gewürze kamen. Sie bemerkte schnell weniger Schwellungen, mehr Energie und ihre Laborergebnisse waren stabiler. „Es war, als würde mein Körper mir danken, dass ich ihm endlich eine Pause gönnte", erzählte sie.

Ernährungsentscheidungen zu treffen, die die Nierenfunktion unterstützen, mag sich zunächst wie eine große Veränderung anfühlen, aber jeder kleine Schritt zählt. Indem Sie Ihre Nieren mit schonenden, ausgewogenen Nahrungsmitteln ernähren, helfen Sie ihnen, effizient zu arbeiten und langfristig widerstandsfähig zu bleiben. Lassen Sie uns weiter erkunden, wie Sie mit der Kraft der Nahrung auf köstliche und nierenfreundliche Weise diese erstaunlichen Organe pflegen können!

Die Wissenschaft hinter nierenfreundlicher Ernährung

Nährstoffe und ihre Rolle für die Nierengesundheit

Sie wissen bereits, dass Ihre Nieren die stillen Krieger Ihres Körpers sind, die Giftstoffe herausfiltern, Mineralien ausgleichen und den Blutdruck regulieren – und das alles, ohne einen Schlag auszulassen.

Für Menschen wie Sarah, bei der eine chronische Nierenerkrankung diagnostiziert wurde, wurde das Verständnis der Wissenschaft hinter nierenfreundlicher Ernährung zu ihrer Geheimwaffe. Sie erkannte, dass sie durch die Konzentration auf bestimmte Nährstoffe ihre Nierenfunktion unterstützen und ihre Lebensqualität verbessern konnte.

Lassen Sie uns tiefer in die Wissenschaft eintauchen, die eine nierenfreundliche Ernährung so wirkungsvoll macht, und erforschen, welche einzigartige Rolle Nährstoffe dabei spielen, die Nieren gesund und stark zu halten.

Wichtige Nährstoffe und ihre Auswirkungen auf die Nierengesundheit

1. Natrium: Der Wasserausgleicher

Die Aufgabe von Natrium besteht darin, den Flüssigkeitshaushalt in unserem Körper zu regulieren. Deshalb machen uns salzige Lebensmittel durstig. Wenn wir jedoch zu viel Natrium zu uns nehmen, lagert unser Körper überschüssiges Wasser ein, was den Blutdruck erhöht und unsere Nieren belastet.

In Sarahs Fall wurde ihr klar, dass sie durch ihre morgendlichen Snacks – Kartoffelchips und Brezeln – mehr Natrium zu sich nahm, als sie gedacht hatte.

Sarah lernte, diese salzigen Snacks durch natriumarme Alternativen zu ersetzen, und sie bemerkte fast sofort eine Veränderung ihrer Energie und Schwellungen. Ihre Knöchel fühlten sich nicht mehr so geschwollen an und ihr Blutdruck wurde stabiler.

Bei Menschen mit Nierenproblemen können bereits kleine Veränderungen wie die Entscheidung für natriumarme Snacks und selbstgemachte Gewürze viel bewirken.

2. Protein: Der Muskelaufbau

Protein ist für den Muskelaufbau und die Reparatur von Gewebeproblemen unerlässlich. Wenn die Nieren jedoch beeinträchtigt sind, kann ein Überschuss an Protein zu einer höheren Abfallmenge führen, die die Nieren herausfiltern müssen, was eine zusätzliche Belastung darstellt. Dies bedeutet nicht, dass Sie Protein vollständig vermeiden sollten, aber die Wahl hochwertiger, magerer Optionen in den richtigen Portionen ist entscheidend.

Sarah hatte von ihrem Arzt eine Kontrolle ihrer Proteinzufuhr empfohlen und konzentrierte sich darauf, kleinere Portionen mageres Fleisch zu sich zu nehmen und gelegentlich auf pflanzliche Quellen wie Linsen und Kichererbsen umzusteigen, da diese ihre Nieren weniger belasteten.

Sie bereitet ihre Mahlzeiten jetzt unter anderem auf Linseneintöpfen und Kichererbsensalaten zu, wodurch sie alle Proteine bekommt, die sie braucht, ohne ihre Nieren zu überfordern.

3. Kalium: Der Nerven- und Muskelhelfer

Kalium ist ein lebenswichtiger Nährstoff für die Muskel- und Nervenfunktion und spielt eine große Rolle bei der Aufrechterhaltung eines gesunden Herzschlags.

Zu viel Kalium kann jedoch für Menschen mit Nierenerkrankungen riskant sein, da die Nierenfunktion beeinträchtigt ist und es ihnen schwerfällt, den Überschuss herauszufiltern. Lebensmittel wie Bananen, Kartoffeln und Tomaten enthalten von Natur aus viel Kalium und sollten daher in Maßen verzehrt oder durch kaliumarme Alternativen ersetzt werden.

Für Sarah waren Bananen früher ihr Lieblingsfrühstück, aber nachdem sie von ihrem Kaliumgehalt erfahren hatte, begann sie stattdessen Beeren und Apfelscheiben zu essen. Sie entdeckte neue Früchte, die sie liebte, und ihr Kaliumspiegel blieb ausgeglichen, wodurch sie sich sicherer fühlte und ihre Ernährung besser kontrollieren konnte.

4. Phosphor: Der Knochenstärker

Phosphor wirkt zusammen mit Kalzium, um die Knochen stark zu halten, aber zu viel Phosphor kann die Knochen mit der Zeit schwächen, insbesondere bei Patienten mit CKD. Lebensmittel wie Milchprodukte, Nüsse und verarbeitete Lebensmittel sind reich an Phosphor, aber die Entscheidung für pflanzliche Milch und Vollkornprodukte wie Reis kann helfen, den Phosphorspiegel im Gleichgewicht zu halten.

Nach einer Ernährungsempfehlung vermied sie Nahrungsmittel mit „Phosphat"-Zusätzen. Sarah bemerkte, dass verarbeitete Nahrungsmittel oft voller Phosphatzusätze waren! Indem sie sich für Vollwertkost entschied und Phosphorzusätze vermied, schützte sie nicht nur ihre Knochen, sondern stellte auch fest, dass ihre Mahlzeiten frischer und geschmackvoller schmeckten.

5. Hydratation: Ein empfindliches Gleichgewicht

Obwohl eine ausreichende Flüssigkeitszufuhr für jeden wichtig ist, müssen Menschen mit Nierenerkrankungen besonders auf ihre Flüssigkeitsaufnahme achten. Wasser zu trinken ist wichtig, um die Nieren dabei zu unterstützen, Giftstoffe auszuspülen, aber zu viel davon kann zu Flüssigkeitsansammlungen führen. Der Schlüssel liegt in regelmäßigen Schlucken über den Tag verteilt, damit die Nieren effizient arbeiten können und sich nicht überlastet fühlen.

Sarah hatte sich angewöhnt, eine Wasserflasche bei sich zu tragen und regelmäßig kleine Schlucke zu nehmen. Sie fand, dass das viel angenehmer für ihre Nieren war, als auf einmal große Mengen zu trinken. Sie fügte sogar eine Zitronenscheibe für den Geschmack hinzu, was ihr half, die Flüssigkeitszufuhr zu genießen, ohne das Gefühl zu haben, ihren Körper zu überlasten.

Kapitel Drei

Die Ernährungswissenschaft nierenfreundlicher Lebensmittel

Wenn wir verstehen, warum diese Nährstoffe wichtig sind und wie sie die Nierenfunktion beeinflussen, können wir fundiertere Entscheidungen treffen. Stellen Sie sich jeden Nährstoff wie ein Werkzeug in einem Werkzeugkasten vor, in dem alle zusammenwirken, um die Nierengesundheit zu unterstützen.

Als Sarah lernte, ihre Mahlzeiten auf diese Weise zu betrachten, erkannte sie, dass Essen ein mächtiger Verbündeter auf ihrem Weg gegen die Nierenerkrankung sein könnte.

Für Sarah ging es bei nierenfreundlicher Ernährung nicht um Einschränkung; Es ging darum, neue Geschmacksrichtungen, neue Rezepte und eine neue Art, ihren Körper zu pflegen, zu entdecken. Sie fand natriumarme Kräuter und Gewürze, erkundete magerere Proteinquellen und nahm die Hydratation auf eine ganz neue Art an.

Als Sarah verstand, welche Auswirkungen Nährstoffe wie Natrium, Kalium und Protein auf ihre Nieren hatten, achtete sie mehr auf jede Mahlzeit und ihre Ernährung wurde von einer Herausforderung zu einer Entscheidung.

Kleine, nährstofforientierte Maßnahmen können einen großen Unterschied bei der Unterstützung der Nierengesundheit ausmachen. Da jeder Nährstoff seine Wirkung entfaltet, bietet eine nierenfreundliche Ernährung eine wissenschaftlich fundierte Möglichkeit, die Nieren im Gleichgewicht und gesund zu halten.

Häufige Ernährungsfehler, die Sie bei der Nierengesundheit vermeiden sollten

Für Menschen, die an einer chronischen Nierenerkrankung (CKD) leiden, kann selbst ein gut gemeinter Snack manchmal zum Rückschlag werden. Gängige Ernährungsgewohnheiten, wie das Zugreifen auf einen praktischen Snack oder die Wahl einer „gesunden" Variante, ohne das Etikett zu lesen, können zu Herausforderungen bei der Aufrechterhaltung einer nierenfreundlichen Ernährung führen.

Werfen wir einen Blick auf einige Ernährungsfehler und untersuchen wir, wie Sarah durch deren Vermeidung klügere Entscheidungen für ihre Nieren treffen konnte.

1. Verstecktes Natrium in alltäglichen Lebensmitteln

47| **So stoppen Sie Nierenerkrankungen**

Viele Lebensmittel enthalten verstecktes Natrium. Sogar Lebensmittel wie Gemüsekonserven, Brot und Salatdressings können einen erheblichen Natriumgehalt aufweisen, der sich im Laufe des Tages schnell erhöht.

Sarah war schockiert, als sie erfuhr, dass ihre „kalorienarme" Tiefkühlmahlzeit fast die Hälfte der empfohlenen Natriummenge für den Tag enthielt! Sie begann, die Etiketten genau zu lesen, wählte frisches oder gefrorenes Gemüse ohne Salzzusatz und bereitete ihr eigenes Dressing zu Hause zu.

2. Verarbeitete Lebensmittel und Fertiggerichte

Verarbeitete Lebensmittel enthalten oft viel Natrium, Phosphorzusätze und Kalium – Inhaltsstoffe, die die Nieren belasten können. Es mag zwar unbequem erscheinen, aber diese versteckten Mineralien können sich durchaus summieren.

Sarah wandte sich von Fertiggerichten ab und wandte sich einfachen Kochtechniken zu. Anstatt auf verarbeitete Snacks zurückzugreifen, hatte sie immer frisches Obst wie Äpfel und Beeren zur Hand, das Vitamine und Ballaststoffe ohne Zusatzstoffe lieferte.

3. „Gesunde" kaliumreiche Lebensmittel

Lebensmittel wie Bananen, Avocados und Tomaten sind nährstoffreich, können aber Kalium enthalten.

Sarah mochte diese Nahrungsmittel zunächst sehr gern und aß sie regelmäßig, doch als sie erkannte, welche Auswirkungen sie auf ihren Kaliumspiegel hatten, fand sie Wege, damit umzugehen.

Durch die Wahl von kaliumarmen Alternativen, wie Äpfeln statt Bananen und

Blumenkohl statt Kartoffeln, genoss sie dennoch Abwechslung, ohne einen hohen Kaliumspiegel zu riskieren Ebenen.

4. Flüssigkeitsaufnahme nicht berücksichtigen

CKD-Patienten müssen ihre Flüssigkeitsaufnahme häufig genau überwachen, doch viele vergessen, dass Suppen, Smoothies und Saftfrüchte ebenfalls zum täglichen Flüssigkeitshaushalt beitragen.

Sarah fühlte sich gelegentlich aufgebläht und erkannte, dass ihre täglichen Smoothies Teil des Problems waren. Sie passte ihr Rezept an, um es weniger flüssig zu machen, und fügte feste Früchte wie Beeren anstelle von flüssigkeitsreichen Zutaten hinzu, was ihr Wohlbefinden deutlich steigerte.

Das Ziel einer nierenfreundlichen Ernährung besteht darin, Menschen zu ermöglichen, Entscheidungen zu treffen, die ihre

Nierengesundheit wirklich unterstützen und ihnen trotzdem den Genuss des Essens ermöglichen. Durch Sarahs Reise sehen wir, dass es beim Ausbalancieren von Nährstoffen wie Natrium, Kalium und Protein und beim Umgehen mit versteckten Fallstricken nicht darum geht, auf Geschmack oder Genuss zu verzichten – es geht darum, Kontrolle zu erlangen.

Die Wissenschaft hinter der Nierenernährung bietet einen Leitfaden zum Schutz der Nierengesundheit durch wohlüberlegte Entscheidungen. Mit jedem Nährstoff, den sie kennenlernte, fand Sarah einen neuen Weg, mit ihren Nieren zu arbeiten, anstatt gegen sie. Jetzt dreht sich ihre Ernährung nicht mehr um Einschränkungen; Es geht darum, ihren Körper zu ernähren und ihre Nieren in jeder Etappe ihrer Reise zu unterstützen.

Wenn Sie nierenfreundliche Ernährung ausprobieren, denken Sie daran, dass kleine

51| **So stoppen Sie Nierenerkrankungen**

Schritte eine große Wirkung haben. Indem Sie diese Nährstoffe ausbalancieren und auf häufige Fehler achten, wählen Sie nicht nur Lebensmittel aus – Sie entscheiden sich für einen proaktiven Ansatz für Ihre Gesundheit.

Ob Sie mit neuen Kräutern experimentieren, pflanzliche Proteinquellen erkunden oder leckere kaliumarme Früchte finden, es gibt unzählige Möglichkeiten, nierenfreundliches Essen sowohl genießbar als auch nahrhaft zu gestalten.

Für Sarah und alle anderen, die an CKD leiden, ist eine nierenfreundliche Ernährung ein wirksames Mittel, das alltägliche Mahlzeiten in einen unterstützenden Verbündeten für die Nierengesundheit verwandelt.

Lebensmittel, die Sie für gesunde Nieren meiden sollten

Wenn es um die Pflege Ihrer Nieren geht, können manche Nahrungsmittel, obwohl sie lecker oder praktisch sind, mehr schaden als nützen.

Stellen Sie es sich so vor: Unsere Nieren arbeiten rund um die Uhr, um uns im Gleichgewicht zu halten, Giftstoffe zu filtern, Mineralien zu verarbeiten und Flüssigkeiten zu regulieren. Wenn wir Nahrungsmittel essen, die sie belasten, ist das, als würden wir einem bereits vollen Rücken zusätzliches Gewicht hinzufügen. Für jemanden wie Sarah, der sein Leben mit einer chronischen Nierenerkrankung zu meistern hatte, war es genauso wichtig zu wissen, welche Nahrungsmittel man meiden sollte, wie zu wissen, was man essen sollte.

Lassen Sie uns untersuchen, welche Nahrungsmittel Sarah am besten meiden sollte und wie diese dazu beitrugen, dass ihre Nieren von Tag zu Tag besser funktionierten.

Lebensmittel, die die Nieren zusätzlich belasten

1. Salzige Snacks und verarbeitete Lebensmittel

Natriumreiche Lebensmittel wie Chips, Dosensuppen und Tiefkühlgerichte schmecken vielleicht fantastisch, sind aber für Menschen mit Nierenproblemen teuer. Ein hoher Natriumspiegel kann den Blutdruck erhöhen und dazu führen, dass die Nieren mehr arbeiten, um den Flüssigkeitshaushalt auszugleichen, was häufig zu Blähungen und Unwohlsein führt.

Sarah erkannte, dass ihre Vorliebe für knusprige Snacks tatsächlich eine versteckte Natriumfalle war. Nachdem sie einige Tage lang ungewöhnliche Schwellungen hatte, begann sie, natriumarme Alternativen auszuprobieren und lernte sogar, ihre eigenen Gemüsechips zu Hause zuzubereiten. Ihr Körper fühlte sich nicht nur weniger aufgedunsen an, sondern auch ihre Energie verbesserte sich ohne die zusätzliche Natriumbelastung.

2. Phosphorreiche Lebensmittel: Milchprodukte und verarbeitetes Fleisch

Phosphor ist für die Knochengesundheit unerlässlich, aber wenn die Nierenfunktion eingeschränkt ist, reichert sich überschüssiger Phosphor im Blut an, was mit der Zeit Gelenkschmerzen und sogar brüchige Knochen verursacht. Lebensmittel wie Käse, Milch, Joghurt und Wurstwaren enthalten oft einen hohen Phosphorgehalt.

Sarahs täglicher Kaffeesahne- und Joghurtsnack waren früher ihre kleinen

Leckerbissen, aber sie erkannte, dass sie ihrem System nur Phosphor hinzufügten. Sie wechselte zu einer Alternative auf Mandelbasis und stellte fest, dass ihr die Veränderung gefiel, insbesondere, weil sie bemerkte, dass sich ihre Gelenke weniger steif anfühlten.

3. Bananen, Orangen und andere kaliumreiche Lebensmittel

Kalium ist ein Nährstoff, den wir oft als herzgesund betrachten, aber bei geschwächten Nieren ist die Kontrolle des Kaliumspiegels von entscheidender Bedeutung. Kaliumreiche Lebensmittel wie Bananen, Orangen, Tomaten und Kartoffeln sind im Allgemeinen gut für die Gesundheit, aber sie können Nieren überfordern, die bereits mit der Filterung zu kämpfen haben.

Sarah war eine begeisterte Smoothie-Liebhaberin und gab in fast jede

Mischung eine Banane, weil sie dachte, dass dies dem Getränk eine süße und nahrhafte Note verlieh. Nachdem sie jedoch ein paar unregelmäßige Herzschläge erlebt hatte und mit ihrem Arzt sprach, wurde ihr klar, dass Kalium eine Rolle spielte. Jetzt ersetzt sie Bananen durch kaliumärmere Früchte wie Beeren und Äpfel, wodurch ihre Smoothies schmackhaft und nierenfreundlich bleiben.

4. Zuckerhaltige Getränke und Limonaden

Zuckerhaltige Getränke, Limonaden und gesüßte Tees können zwar einen schnellen Energieschub liefern, sind aber voller Zucker und Phosphorzusätze. Mit der Zeit kann eine hohe Zuckeraufnahme zu Diabetes führen, einer der Hauptursachen für Nierenerkrankungen.

Sarahs tägliche Limonadengewohnheit war schwer abzulegen, aber nachdem sie erfahren hatte, dass Limonaden ihre Nieren zusätzlich belasten konnten, beschloss sie, Kräutertees und aromatisiertes Wasser auszuprobieren. Es war keine leichte Umstellung, aber sie bemerkte, dass ihre Energie stabiler war und sie diese Nachmittagstiefs nicht mehr erlebte. Außerdem probierte sie gern verschiedene Kräutermischungen aus, wodurch ihre Umstellung zu einer unterhaltsamen und erfrischenden Gewohnheit wurde.

5. Rotes Fleisch und proteinreiche Lebensmittel

Bei Menschen mit CKD kann eine proteinreiche Ernährung zu einer Ansammlung von Abfallprodukten führen, die die Nieren ausfiltern müssen, was den ohnehin schon angeschlagenen Organismus zusätzlich belastet. Rotes Fleisch, wie Rind- und Schweinefleisch, sowie verarbeitetes Fleisch belasten die Nieren besonders stark.

Sarah genoss ihre Grillabende und Steaks am Wochenende, aber ihr Arzt empfahl ihr, kleinere Portionen zu wählen und häufiger pflanzliche Proteine zu essen. Sie probierte Linsensuppen und Bohnensalate aus und war überrascht, wie satt und zufrieden sie sich ohne die schweren Proteine fühlte.

Für Sarah bedeutete der Verzicht auf bestimmte Lebensmittel nicht, dass sie auf Geschmack oder Genuss verzichten musste – es bedeutete, bewusste Entscheidungen für ihre Gesundheit zu treffen. Jeder Wechsel war für sie eine Gelegenheit, etwas Neues auszuprobieren, zum Beispiel eine pflanzliche Milch, eine neue Kräuterwürze oder eine frische Snackalternative. Und mit jeder Veränderung fühlte sie sich energiegeladener, weniger niedergedrückt und – am wichtigsten – in Kontrolle über ihre Gesundheit.

Kleine Sterne, große Wirkung

59| **So stoppen Sie Nierenerkrankungen**

Die Liste der Nahrungsmittel, die Sie für gesunde Nieren meiden sollten, mag zunächst entmutigend erscheinen, aber jede Entscheidung, die wir treffen, bringt uns dem Gefühl näher, ausgeglichen, energiegeladen und nierenstark zu sein. Genau wie Sarah es herausgefunden hat, können einfache Maßnahmen und bewusste Entscheidungen einen großen Unterschied machen und es unseren Nieren ermöglichen, effizienter zu arbeiten, während wir Spaß haben leckere und nahrhafte Lebensmittel.

Denken Sie bei Ihrer Suche nach nierenschonenden Entscheidungen daran: Beim Vermeiden dieser Nahrungsmittel geht es nicht um Einschränkung, sondern darum, sich selbst zu einer Ernährungsweise zu befähigen, die Ihre Gesundheit und Vitalität täglich unterstützt.

Entzündungshemmende Lebensmittel für die Nierengesundheit

Unterstützen Sie Ihren Körper, Bissen für Bissen

Wenn es um den Schutz unserer Nieren geht, sind Entzündungen eine der versteckten Herausforderungen, die die Dinge leicht verkomplizieren können.

Stellen Sie sich vor, Ihre Nieren wären ein engagiertes Team, das unermüdlich daran arbeitet, Ihren Körper im Gleichgewicht und sauber zu halten.

Stellen Sie sich eine Entzündung als unerwartetes Hindernis auf dem Spielfeld vor – eines, das alles verlangsamt und erschwert. Bei Patienten mit chronischer Nierenerkrankung (CKD) kann diese Entzündung Nierenschäden beschleunigen.

Aber hier sind die guten Nachrichten: Bestimmte Nahrungsmittel können helfen, diese Entzündung einzudämmen und so zu wirksamen Verbündeten für die Nierengesundheit zu werden.

Sarah war sich, wie viele andere auch, der Rolle der Entzündung bei ihrer Nierenerkrankung nicht bewusst, bis ihr Arzt es ihr auf eine Weise erklärte, die verständlich war. Mit diesem Wissen begann Sarah, entzündungshemmende Nahrungsmittel in ihre Mahlzeiten einzubauen, wodurch sich ihre Ernährung und damit auch ihr Körpergefühl allmählich veränderte. Lassen Sie uns diese Lebensmittel und ihre Vorteile erkunden und herausfinden, warum sie zu einem Grundnahrungsmittel in Sarahs nierenfreundlicher Küche geworden sind.

Der Zusammenhang zwischen Entzündungen und chronischer Nierenerkrankung (CKD)

Entzündungen sind die Reaktion des Körpers auf Verletzungen oder Stress, beispielsweise wenn Sie sich den Knöchel verstauchen oder sich erkälten. Während kurzfristige Entzündungen bei der Heilung hilfreich sein können, ist die Sache bei chronischen Entzündungen anders – sie stellen eine ständige Belastung für den Körper dar, insbesondere für Organe wie die Nieren. Bei Menschen mit chronischer Nierenerkrankung kann diese anhaltende Entzündung die Nierenschädigung verschlimmern und möglicherweise das Fortschreiten der Krankheit beschleunigen.

Aber die Silberschicht? Unsere Ernährung hat die Kraft, Entzündungen zu reduzieren.

Sarahs Arzt erklärte ihr, dass sie durch die Wahl von Nahrungsmitteln, die für ihre entzündungshemmenden Eigenschaften bekannt sind, die Belastung ihrer Nieren aktiv reduzieren könne. Dies gab Sarah ein Gefühl der Kontrolle und sie hatte das Gefühl, mit jeder Mahlzeit echte Schritte in Richtung einer besseren Gesundheit zu unternehmen.

Entzündungshemmende Lebensmittel, die die Nierengesundheit unterstützen

1. Blattgemüse: Spinat, Grünkohl und Mangold

Blattgemüse ist voller Vitamine wie A und C sowie Antioxidantien und ein natürliches entzündungshemmendes Kraftpaket. Sarah hat Blattgemüse früher gemieden, weil sie dachte, es sei langweilig, aber mit ein paar Rezepten und Gewürzen wurde es schnell zu einer beliebten Zutat. Sie liebte es, ihren morgendlichen Smoothies Spinat beizufügen oder einen einfachen Grünkohlsalat mit einem Spritzer Zitronensaft zuzubereiten. Es schmeckte nicht nur frisch, sondern sie bemerkte auch, dass ihre Energie stabiler schien.

2. Beeren: Blaubeeren, Erdbeeren und Himbeeren

Beeren sind klein, aber mächtig, wenn es um die Bekämpfung von Entzündungen geht. Beeren sind reich an Antioxidantien wie Anthocyaninen, die ihnen ihre leuchtenden Farben verleihen, und helfen, Zellen vor Schäden zu schützen. Sarah war begeistert, als sie erfuhr, dass ihre Liebe zu Blaubeeren tatsächlich gut für ihre Nieren war. Sie fing an, sie auf ihre Haferflocken und ihren Joghurt zu streuen, wohl wissend, dass es sich dabei nicht nur um süße Leckereien, sondern um nierenunterstützende Snacks handelte.

65| **So stoppen Sie Nierenerkrankungen**

3. Fetter Fisch: Lachs, Makrele und Sardinen

Fette Fische wie Lachs und Makrele sind reich an Omega-3-Fettsäuren und eignen sich hervorragend zur Linderung von Entzündungen. Omega-3-Fettsäuren sind dafür bekannt, den Blutdruck zu senken und die Herzgesundheit zu verbessern, was für Menschen mit Nierenproblemen ein großer Vorteil ist. Obwohl Sarah anfangs nicht viel Fisch aß, probierte sie Lachs und war angenehm überrascht. Jetzt ist ein einfacher gegrillter Lachs mit Zitrone und Kräutern ihr wöchentliches Ritual.

4. Kurkuma

Kurkuma ist für seine entzündungshemmende Wirkung bekannt, die vor allem seinem Wirkstoff Curcumin zu verdanken ist. Sarah fand, dass Kurkuma eine vielseitige Ergänzung ihrer Ernährung ist, und fügte es Suppen, Eintöpfen und sogar ihrem Tee hinzu. Sie erfuhr, dass ihr Körper das Kurkuma besser aufnehmen konnte, indem sie es mit etwas schwarzem Pfeffer bestrich, wodurch seine Wirkung verstärkt wurde.

5. Olivenöl

Natives Olivenöl extra ist reich an gesunden Fetten und Antioxidantien und somit eine perfekte entzündungshemmende Wahl. Sarah kochte früher mit Butter, aber sie fand, dass Olivenöl ihren Gerichten einen köstlichen Geschmack ohne gesättigtes Fett verlieh. Jetzt verwendet sie Olivenöl zum Anbraten von Gemüse oder beträufelt es über Salate, da sie weiß, dass es eine herz- und nierenfreundliche Option ist.

6. Knoblauch

Knoblauch verleiht nicht nur Geschmack; er enthält auch Inhaltsstoffe, die Entzündungen lindern und die Nierenfunktion unterstützen können. Sarah hat Knoblauch früher gemieden, weil sie ihn zu scharf fand, aber als sie von seinen Vorteilen erfuhr, versuchte sie, kleine Mengen davon zu ihren Gerichten hinzuzufügen. Jetzt ist Knoblauch ihre geheime Zutat, die ihren Mahlzeiten Tiefe verleiht und gleichzeitig ihren Nieren zugute kommt.

Sowohl Äpfel als auch rote Trauben sind reich an Ballaststoffen, Vitaminen und entzündungshemmenden Substanzen. Diese Früchte wurden zu Sarahs Lieblingssnacks und sie hatte oft einen Apfel in ihrer Tasche oder fügte ihren Salaten rote Trauben hinzu. Sie stillten nicht nur ihren Heißhunger, sondern trugen auch zu ihrem Ziel bei, Entzündungen zu reduzieren.

Kleine Änderungen, große Wirkung

Für Sarah bedeutete die Aufnahme entzündungshemmender Lebensmittel in ihre Ernährung nicht, dass sie ihre Ernährung über Nacht umstellen musste. Es ging ihr vielmehr darum, eine Handvoll Beeren zum Frühstück zu essen, Olivenöl auf ihre Salate zu träufeln und ab und zu ein Fischrezept auszuprobieren. Jede Änderung war ein kleiner Schritt zur Unterstützung ihrer Nieren im Kampf gegen die Entzündung.

Mit der Zeit spürte sie den Unterschied – ihre Energie nahm zu, ihre Stimmung stabilisierte sich und sogar ihr Arzt bemerkte, dass ihre Nierenfunktion besser war als erwartet. Sarahs Geschichte ist eine Erinnerung daran, dass selbst bescheidene Veränderungen, wie die Wahl entzündungshemmender Nahrungsmittel, einen bedeutenden Einfluss auf die Nierengesundheit und das allgemeine Wohlbefinden haben können.

Die Behandlung von CKD kann überwältigend sein, aber entzündungshemmende Lebensmittel bieten eine einfache und köstliche Möglichkeit, die Nierengesundheit zu unterstützen. Indem wir unsere Teller mit Beeren, Grünzeug, Olivenöl und mehr füllen, reduzieren wir aktiv die Belastung unserer Nieren und unterstützen unseren Körper auf natürliche Weise.

Und genau wie Sarah herausfand, müssen sich diese Entscheidungen nicht einschränkend anfühlen – sie können geschmackvoll, nahrhaft und stärkend sein.

Wenn Sie also Ihre nächste Mahlzeit zubereiten, könnten Sie eine Prise Kurkuma, eine Handvoll Beeren oder einen Spritzer Olivenöl hinzufügen. Jeder Bissen ist ein Schritt in ein gesünderes, nierenfreundlicheres Leben und macht aus der Bewältigung von CKD ein geschmackvolles Wellness-Abenteuer.

71| **So stoppen Sie Nierenerkrankungen**

Kapitel Vier

Die Rolle der Flüssigkeitszufuhr für die Nierengesundheit

Stellen Sie sich einen sanften, ruhig fließenden Strom vor, der alles um ihn herum frisch und lebendig hält. Genau das bewirkt eine ausreichende Flüssigkeitszufuhr für unsere Nieren – sie sind auf Wasser angewiesen, um Abfallstoffe auszuspülen, wichtige Mineralien zu verwalten und das Gleichgewicht unseres Körpers aufrechtzuerhalten.

Für Menschen wie Sarah war es nicht nur eine Augenweide, wie wichtig eine ausreichende Flüssigkeitszufuhr für die Nierengesundheit ist, sondern wurde zu einem Lebensretter. Als sie der Flüssigkeitszufuhr Priorität einräumte, spürte sie eine spürbare Veränderung, hatte mehr

Energie und weniger Kopfschmerzen. Lassen Sie uns näher darauf eingehen, warum eine ausreichende Flüssigkeitszufuhr so wichtig ist und wie sie einen echten Unterschied machen kann.

Warum Flüssigkeitszufuhr für die Nierengesundheit wichtig ist

Die Nieren spielen eine wichtige Rolle als Filtersystem unseres Körpers, indem sie Giftstoffe entfernen und den Flüssigkeitshaushalt ausgleichen. Wenn wir dehydriert sind, müssen unsere Nieren härter arbeiten, und im Laufe der Zeit kann dies zu Nierenschäden führen, insbesondere bei Menschen mit chronischen Nierenerkrankungen. Das tägliche Trinken von ausreichend Wasser trägt dazu bei, die Nierenbelastung unter Kontrolle zu halten und beugt Nierensteinen und Infektionen vor.

Sarah war früher auf Kaffee und Softdrinks angewiesen, um durch den Tag zu kommen, und griff selten zu einem Glas Wasser. Dann bekam sie häufig Kopfschmerzen und ein Gefühl der Müdigkeit, das nie ganz nachließ.

Ihr Arzt empfahl ihr, mehr Wasser zu trinken, und nach ein paar Wochen regelmäßiger Flüssigkeitszufuhr fühlte sich Sarah wie ein anderer Mensch. Ihre Kopfschmerzen ließen nach, ihre Haut fühlte sich gesünder an und ihre Nieren hatten weniger zu bewältigen.

Tipps zur Flüssigkeitszufuhr für gesunde Nieren

Beginnen Sie Ihren Tag mit Wasser

Bevor Sie morgens zu Kaffee oder Tee greifen, trinken Sie ein Glas Wasser. Das gibt den Ton für den Tag an und regeneriert den Körper nach Stunden ohne Flüssigkeit.

Fügen Sie auf natürliche Weise Geschmack hinzu

Wenn Ihnen reines Wasser zu langweilig erscheint, versuchen Sie, Zitronenscheiben, Gurkenscheiben oder ein paar Beeren hinzuzufügen, um es ansprechender zu machen. Sarah liebte ihr „Spa-Wasser" mit Minzblättern und Zitronenscheiben, wodurch die Hydratation eher wie ein Genuss als eine lästige Pflicht wirkte.

Machen Sie Platz

Eine große Menge Wasser auf einmal zu trinken ist nicht so effektiv wie den ganzen Tag über zu trinken. Eine Wasserflasche bei sich zu tragen, machte es Sarah leicht, konsequent zu bleiben, insbesondere durch Erinnerungshinweise oder Markierungen auf der Flasche, um ihre Aufnahme zu verfolgen.

Kennen Sie Ihre Grenzen

Obwohl Wasser lebensnotwendig ist, müssen Menschen mit fortgeschrittenen Nierenproblemen ihre Flüssigkeitsaufnahme genau überwachen, da zu viel Wasser tatsächlich die Nieren belasten kann. Die Zusammenarbeit mit einem Arzt ist für Menschen mit CKD von entscheidender Bedeutung, da dieser ihnen eine persönliche Beratung zur idealen Flüssigkeitsmenge bieten kann.

Nahrungsergänzungsmittel und Nierengesundheit

Nahrungsergänzungsmittel scheinen oft eine Abkürzung zu sein, um die Gesundheit zu verbessern, aber wenn es um die Gesundheit der Nieren geht, ist es wichtig, vorsichtig zu sein. Sarah hatte ihr Multivitaminpräparat immer täglich eingenommen, da sie davon ausging, dass es eine harmlose Ergänzung ihrer Ernährung sei.

Doch als die Nierendiagnose kam, erklärte ihr Arzt, dass bestimmte Nahrungsergänzungsmittel mehr schaden als nützen könnten, insbesondere bei ihren Nieren.

Sehen wir uns an, wie sich Nahrungsergänzungsmittel auf die Nierengesundheit auswirken und welche Nährstoffe diese wichtigen Organe unterstützen, anstatt sie zu belasten.

Das Gute, das Schlechte und das Wesentliche

Die Nieren spielen eine wichtige Rolle bei der Verarbeitung dessen, was wir zu uns nehmen, einschließlich der Vitamine und Mineralien aus Nahrungsmitteln und Nahrungsergänzungsmitteln. Wenn die Nieren nicht optimal funktionieren, fällt es ihnen schwer, überschüssige Nährstoffe herauszufiltern, was zu Ungleichgewichten führen und möglicherweise Schaden anrichten kann.

Hier sind einige Nahrungsergänzungsmittel, die die Nierengesundheit unterstützen können und andere, die mit Vorsicht verwendet werden sollten.

Nahrungsergänzungsmittel zur Unterstützung der Nierengesundheit

Vitamin D

Menschen mit einer Nierenerkrankung haben oft einen Mangel an Vitamin D, das für die Knochengesundheit von entscheidender Bedeutung ist. Sarahs Arzt empfahl eine sorgfältig überwachte Vitamin-D-Ergänzung, um ihren Körper zu unterstützen, und es half, ihre Energie und Stimmung zu verbessern. Durch Rücksprache mit einem Arzt wird die richtige Dosierung sichergestellt, ohne die Nieren zu überfordern.

Omega-3-Fettsäuren

Omega-3-Fettsäuren, die häufig in Fischöl enthalten sind, können Entzündungen lindern und die Nierengesundheit unterstützen, ohne die Nieren zu belasten. Sarah nahm unter ärztlicher Anleitung Omega-3-Nahrungsergänzungsmittel in ihre Routine auf und bemerkte einen positiven Einfluss auf die Gelenkbeschwerden und ihr allgemeines Wohlbefinden.

B-Vitamine

Da die Nieren eine Rolle bei der Filterung von B-Vitaminen spielen, kommt es bei Menschen mit chronischer Nierenerkrankung häufig zu Mängeln. Sarahs Arzt empfahl ihr ein B-Komplex-Nahrungsergänzungsmittel, das ihr dabei half, die Müdigkeit zu bekämpfen und ihr Energieniveau zu verbessern.

Ergänzungen sollten mit Vorsicht angegangen werden

Proteinpulver

Obwohl Eiweiß wichtig für die Gesundheit ist, kann eine übermäßige Eiweißzufuhr die Nieren belasten, insbesondere in den hohen Mengen, die in manchen Eiweißpräparaten enthalten sind. Sarah tauschte ihre Molkenprotein-Shakes gegen kleinere Portionen pflanzlichen Proteins aus, wie von ihrer Ernährungsberaterin empfohlen, um ihre Nieren zu unterstützen ohne ihre Proteinaufnahme zu beeinträchtigen.

Kreatin

Kreatin ist in Fitnesskreisen beliebt und bekannt dafür, die Muskelenergie zu unterstützen, kann jedoch bei Menschen mit Nierenerkrankungen die Nieren belasten. Sarahs Arzt riet ihr, Kreatin ganz zu vermeiden, da die Risiken die Vorteile überwogen.

Pflanzliche Nahrungsergänzungsmittel (z. B. Johanniskraut, Ginseng)

Obwohl pflanzliche Nahrungsergänzungsmittel oft als sanft oder natürlich angesehen werden, können manche die Nierenfunktion beeinträchtigen oder sich negativ auf CKD-Medikamente auswirken. Sarah war überrascht, dies zu erfahren, da sie Kräuter immer für „sicher" gehalten hatte. Ihr Arzt half ihr herauszufinden, welche Medikamente besser vermieden werden sollten, um eine zusätzliche Belastung ihrer Nieren zu verhindern.

Das richtige Gleichgewicht bei der Auswahl von Nahrungsergänzungsmitteln finden

Für Sarah war es ein Wendepunkt, zu lernen, bei Nahrungsergänzungsmitteln wählerisch

81| **So stoppen Sie Nierenerkrankungen**

zu sein. Anstatt Nahrungsergänzungsmittel nach Lust und Laune einzunehmen, nahm sie sich jetzt die Zeit, um zu verstehen, was jedes einzelne davon enthielt und wie es sich auf ihre Nieren auswirken könnte.

In enger Zusammenarbeit mit ihrem Gesundheitsteam fand sie eine ausgewogene Routine, die ihre Gesundheitsziele unterstützte, ohne ihre Nierenfunktion zu beeinträchtigen.

Sowohl Wasser als auch sorgfältig ausgewählte Nahrungsergänzungsmittel können eine entscheidende Rolle bei der Unterstützung der Nierengesundheit spielen. Eine ausreichende Flüssigkeitszufuhr ermöglicht den Nieren eine reibungslose Funktion, während sorgfältig ausgewählte Nahrungsergänzungsmittel wichtige Nährstoffe liefern können, ohne diese hart arbeitenden Organe zu überfordern.

Wie Sarah erfahren hat, können kleine Veränderungen einen großen Unterschied bei der Nierengesundheit ausmachen. In Kombination mit der Beratung durch einen vertrauenswürdigen Arzt bieten sie einen Weg, sich bei der Behandlung von CKD stärker, ausgeglichener und selbstbewusster zu fühlen.

Ob Sie ein zusätzliches Glas Wasser trinken oder die richtigen Nahrungsergänzungsmittel auswählen, jede Entscheidung trägt dazu bei, Ihre Nieren und Ihr allgemeines Wohlbefinden zu unterstützen.

Kapitel fünf

Frühstücksrezepte für die Nierengesundheit

Hier finden Sie eine Reihe von Frühstücksrezepten, die speziell auf die Nierengesundheit zugeschnitten sind und sich auf natrium-, kalium- und phosphatarme Inhaltsstoffe zur Unterstützung der Nierenfunktion konzentrieren. Jedes Rezept enthält ausführliche Beschreibungen von Aromen, Geschmacksrichtungen und Texturen, um sie angenehm und nahrhaft zu machen.

Beeren-Mandel-Haferflocken

Zutaten:

½ Tasse Haferflocken

1 Tasse ungesüßte Mandelmilch

¼ Tasse frische Blaubeeren

¼ Tasse frische Erdbeeren, in Scheiben geschnitten

1 EL Chiasamen

1 TL Honig- oder Ahornsirup (optional)

Anleitung:

In einem kleinen Topf Haferflocken und Mandelmilch vermischen.

Bei schwacher Hitze 5 Minuten unter Rühren köcheln lassen, bis der Hafer weich ist.

In eine Schüssel geben und mit Blaubeeren, Erdbeeren, Chiasamen und Honig garnieren.

Verkostungsnotizen: Cremig und leicht nussig mit einer Spur säuerlicher Beerennote.

Nährwertinfo: Geringer Kalium- und Phosphorgehalt, reich an Ballaststoffen und reich an Proteinen.

Rührei mit Streuseln und Pilz-Eiweiß

Zutaten:

4 Eiweiß

1 Tasse frischer Spinat, gehackt

½ Tasse Pilze, in Scheiben geschnitten

1 EL Olivenöl

Salzfreies Würzen

Anleitung:

Paprika und Pilze in Olivenöl anbraten, bis sie weich sind.

Eiweiß hinzufügen und würzen, dabei umrühren, bis es gekocht ist.

Verkostungsnotizen: Erdige Pilze und frische Spinatsorten passen wunderbar zu luftigem, pikantem Eiweiß.

Nährwertinfo: Natriumarm, proteinreich, mit essentiellen Vitaminen.

Zimt-Apfel-Quinoa-Bowl

Zutaten:

½ Tasse gekochtes Essen

1 Apfel, geschält und gehackt

¼ TL gemahlener Zimt

1 Teelöffel Honig

Anweisungen:

Gekochten Quinoa mit Äpfeln und Zimt in einer kleinen Pfanne erwärmen.

Vor dem Servieren mit Honig beträufeln.

Verkostungsnotizen: Nussig und süß mit einer wärmenden Note von Zimt.

Nährwertangaben: Gute Proteinquelle, wenig Phosphor.

87| **So stoppen Sie Nierenerkrankungen**

Zucchini-Pfannkuchen

Zutaten:

1 Tasse geriebene Zucchini, abgetropft

¼ Tasse Mehl

1 Eiweiß

1 EL Olivenöl

Anleitung:

Zucchini, Mehl und Eiweiß vermischen, bis eine homogene Masse entsteht.

Öl in einer Pfanne erhitzen und Pfannkuchen goldbraun backen.

Verkostungsnotizen: Leicht und herzhaft mit einer Spur von Knusprigkeit.

Nährwertangaben: Geringer Gehalt an Kalium und Phosphor.

Bananen-Chia-Pudding

Zutaten:

1 reife Banane, zerdrückt

1 Tasse ungesüßte Mandelmilch

2 EL Chiasamen

Anleitung:

Banane mit Mandelmilch mischen, dann Chiasamen unterrühren.

Über Nacht kühl stellen.

Verkostungsnotizen: Cremig und natürlich süß mit Bananenaroma.

Nährwertangaben: Reich an Ballaststoffen und arm an Natrium.

Mit Kräutern angereicherter Frühstückswrap

Zutaten:

1 Vollkorntortilla

2 Eiweiß, verquirlt

Frische Kräuter (Petersilie, Basilikum)

Anweisungen:

Tortilla mit Eiweiß und Kräutern füllen.

Rollen und warm genießen.

Verkostungsnotizen: Würzig und frisch mit aromatischen Kräutern.

Nährwertangaben: Proteinreich, kaliumarm.

Kürbis-Gewürz-Smoothie

Zutaten:

½ Tasse Kürbispüree

1 Tasse Mandelmilch

¼ TL Zimt

¼ TL Muskatnuss

Anleitung:

Alle Zutaten glatt rühren.

Verkostungsnotizen: Reichhaltig und cremig mit gemütlichen Herbstaromen.

Nährwertinfo: Phosphorarm, vitaminreich.

Süßkartoffel-Frühstücks-Hash

Zutaten:

1 kleine Süßkartoffel, gewürfelt

1 EL Olivenöl

¼ Tasse Glockenbrei, gehackt

¼ Teelöffel Paprika

Anleitung:

Die Süßkartoffeln in Olivenöl mit Paprika und Paprika anbraten, bis sie weich sind.

Verkostungsnotizen: Leicht süß und herzhaft mit einer rauchigen Note.

91| **So stoppen Sie Nierenerkrankungen**

Nährwertangaben: Natriumarm, ballaststoffreich.

Gurken-Avocado-Toast

Zutaten:

1 Scheibe Vollkorntoast

¼ Avocado, in Scheiben geschnitten

¼ Tasse Gurkenscheiben

Anweisungen:

Belegen Sie Ihren Toast mit Avocado und Gurke.

Verkostungsnotizen: Frisch, cremig und leicht knusprig.

Nährwertangaben: Kaliumarm, gut für die Flüssigkeitszufuhr.

Blaubeer-Chia-Parfait

Zutaten:

½ Tasse Mandeljoghurt

¼ Tasse Blaubeeren

1 EL Chiasamen

Anweisungen:

Schichten Sie Joghurt, Blaubeeren und Chiasamen in ein Glas.

Verkostungsnotizen: Cremig und süß mit einer säuerlichen Note.

Nährwertangaben: Wenig Phosphor, reich an Antioxidantien.

Jedes Rezept wird mit nierenschonenden und dennoch aromatischen Zutaten hergestellt, damit Sie gesund und genussvoll in den Tag starten können.

Hauptgerichte-Rezepte für gesunde Nieren

Hier sind nierenfreundliche Hauptgerichte, die nährend wirken und gleichzeitig die Aufnahme von Natrium, Kalium und Phosphor minimieren. Diese Rezepte verwenden frische Kräuter, ausgewogene Gewürze und nierenfreundliche Zutaten für Geschmack ohne Belastung.

Mit Knoblauch und Zitrone gebackener Kabeljau

Zutaten:

2 Kabeljaufilets

1 EL Olivenöl

2 Knoblauchzehen, gehackt

Saft einer Zitrone

Frische Petersilie, gehackt

Anleitung:

Den Ofen auf 200 °C (400 °F) vorheizen. Legen Sie den Kabeljau in eine Auflaufform.

Olivenöl darüberträufeln, Knoblauch darüber streuen und Zitronensaft über den Fisch träufeln.

15–20 Minuten backen, mit Petersilie garnieren und warm servieren.

Verkostungsnotizen: Zart flockig mit frischem Zitronenaroma und pikantem Knoblauchgeschmack.

Nährwertangaben: Geringer Gehalt an Kalium, Phosphor und Natrium; reich an Proteinen.

Mit Kräutern gebratene Hähnchenbrust

Zutaten:

2 Hähnchenbrüste ohne Knochen und Haut

1 EL Olivenöl

1 TL getrockneter Rosmarin

1 Teelöffel Thymian

Salzfreie Würze

Anweisungen:

Den Backofen auf 190 °C (375 °F) vorheizen. Das Huhn mit Olivenöl und Kräutern einreiben.

Auf ein Backblech legen und 25–30 Minuten rösten.

Verkostungsnotizen: Saftig und aromatisch mit warmen, erdigen Kräuteraromen.

Nährwertangaben: Reich an Proteinen, arm an Kalium und Natrium.

Süßkartoffel- und Blumenkohlbrei

Zutaten:

1 mittelgroße Süßkartoffel, geschält und gewürfelt

1 Tasse Blumenkohlblüten

1 EL Olivenöl

Prise Muskatnuss (optional)

Anleitung:

Süßkartoffel und Blumenkohl etwa 10 Minuten lang kochen, bis sie weich sind.

Mit Olivenöl zerstampfen und mit Muskatnuss bestreuen.

Verkostungsnotizen: Süß und cremig mit einem subtilen erdigen Ton.

Nährwertangaben: Reich an Ballaststoffen, wenig Phosphor, mäßig Kalium.

Gemüsepfanne mit Reisnudeln

Zutaten:

½ Tasse Reisnudeln, gekocht

½ Tasse Paprika, in Scheiben geschnitten

½ Tasse Zucchini, in Julienne-Streifen geschnitten

1 EL Olivenöl

1 EL natriumarme Sojasauce

Anleitung:

Gemüse in Olivenöl anbraten, bis es weich ist, dann Nudeln und Sojasauce hinzufügen.

Schwenken, bis alles gut bedeckt und warm ist.

Verkostungsnotizen: Lebendig und pikant mit einer Spur Knusprigkeit.

Nährwertangaben: Wenig Kalium, viel Ballaststoffe.

Mediterrane Quinoa-Bowl

Zutaten:

½ Tasse gekochte Guave

¼ Tasse Kirschtomaten, halbiert

¼ Tasse Gurke, gewürfelt

1 EL Olivenöl

Frisches Basilikum

Anleitung:

Mischen Sie das Gemüse mit Tomaten, Gurken, Olivenöl und Basilikum.

Verkostungsnotizen: Leicht und erfrischend mit frischen Aromen.

Nährwertinfo: Reich an Proteinen, wenig Natrium, reich an Ballaststoffen.

Gegrillter Hühnersalat mit Zitronen-Basilikum

Zutaten:

2 Tassen gemischtes Blattgemüse

1 gegrillte Hähnchenbrust, in Scheiben geschnitten

Saft einer halben Zitrone

Frisches Basilikum, gehackt

Olivenöl zum Dressing

Anleitung:

Legen Sie das Gemüse auf einen Teller, belegen Sie es mit Hühnchen, Basilikum und Zitronensaft und beträufeln Sie es mit Olivenöl.

Verkostungsnotizen: Würzig und frisch mit Kräuteruntertönen.

Nährwertangaben: Proteinreich, kalium- und natriumarm.

100| **So stoppen Sie Nierenerkrankungen**

Gratin aus Zucchini und gelbem Kürbis

Zutaten:

1 Zucchini, in Scheiben geschnitten

1 gelber Kürbis, in Scheiben geschnitten

1 EL Olivenöl

¼ Tasse natriumarme Semmelbrösel

Frischer Thymian

Anweisungen:

Den Backofen auf 190 °C (375 °F) vorheizen. Zucchini und Kürbis in eine Auflaufform schichten.

Mit Olivenöl beträufeln, Semmelbrösel und Thymian darüberstreuen und 20–25 Minuten backen.

Verkostungsnotizen: Weich und herzhaft mit knusprigem Belag.

101| **So stoppen Sie Nierenerkrankungen**

Nährwertangaben: Niedriger Gehalt an Phosphor, Kalium und Natrium.

Gefüllte Paprika

Zutaten:

2 Paprika, halbiert und entkernt

1 Tasse gekochte Gurke

¼ Tasse gewürfelte Tomaten

1 EL gehackte frische Petersilie

Anleitung:

Den Backofen auf 190 °C (375 °F) vorheizen. Gurken, Tomaten und Petersilie vermischen.

Paprika mit der Mischung füllen und 20 Minuten backen.

Verkostungsnotizen: Herzhaft und pikant mit saftigen Paprika.

Nährwertangaben: Hoher Ballaststoffgehalt, niedriger Natriumgehalt.

Brokkoli-Blumenkohl-Suppe

Zutaten:

1 Tasse Brokkoliblüten

1 Tasse Blumenkohlröschen

1 Tasse natriumarme Gemüsebrühe

1 EL Olivenöl

Schwarzer Pfeffer nach Geschmack

Anleitung:

Brokkoli und Blumenkohl in Olivenöl anbraten, dann Brühe hinzufügen und köcheln lassen, bis sie weich sind.

Mixen, bis eine glatte Masse entsteht.

Verkostungsnotizen: Geschmeidig und wärmend mit einem leicht gepflegten Finish.

103| **So stoppen Sie Nierenerkrankungen**

Nährwertangaben: Kaliumarm, ballaststoffreich.

Spaghetti mit Kräuterpesto

Zutaten:

1 Tasse gekochte Spaghetti (Vollkorn oder weiße)

1 Tasse frische Basilikumblätter

1 EL Olivenöl

1 Knoblauchzehe

Zitronenschale (optional)

Anleitung:

Basilikum, Olivenöl und Knoblauch glatt rühren. Mit Sragetti vermischen.

Mit Zitronenschale garnieren.

Verkostungsnotizen: Hell und kräuterig mit einem Hauch von Würze.

104| So stoppen Sie Nierenerkrankungen

Nährwertinfo: Wenig Natrium, viel Ballaststoffe.

Diese Gerichte sind nierenfreundlich und bieten vollwertige Aromen mit ausgewogenen Nährstoffen. Die Beschreibungen bieten ein sensorisches Erlebnis von Aromen, Texturen und Geschmacksrichtungen, um die Zubereitung von Mahlzeiten angenehm zu machen und gleichzeitig die gesundheitlichen Vorteile beizubehalten.

Beilagenrezepte für eine gesunde Nierenfunktion

Hier sind nierenfreundliche Beilagenrezepte, die den Mahlzeiten Farbe, Geschmack und wichtige Nährstoffe verleihen, ohne die Nierenfunktion zu belasten. Jedes Rezept minimiert Kalium, Natrium und Phosphor und bietet gleichzeitig herzhafte Aromen und Texturen.

Mit Knoblauch sautierte grüne Bohnen

Zutaten:

1 Tasse frische grüne Bohnen, geputzt

1 EL Olivenöl

1 Knoblauchzehe, gehackt

Salzfreie Würze

Anweisungen:

Erhitzen Sie Olivenöl in einer Pfanne bei mittlerer Hitze.

Grüne Bohnen hinzufügen und 5 Minuten anbraten.

Knoblauch hinzufügen und weitere 3 Minuten kochen, bis die Bohnen zart und bissig sind.

Verkostungsnotizen: Frisch und knackig mit einem warmen Knoblaucharoma.

Nährwertangaben: Geringer Kalium- und Natriumgehalt; reich an Ballaststoffen und Antioxidantien.

Kräuter-Couscous

Zutaten:

½ Tasse Couscous

1 Tasse Wasser

1 EL Olivenöl

Frische Petersilie und Basilikum, gehackt

Anleitung:

Wasser zum Kochen bringen, Couscous einrühren, abdecken und 5 Minuten ziehen lassen.

Mit einer Gabel auflockern und Olivenöl, Petersilie und Basilikum untermischen.

Verkostungsnotizen: Leicht, locker und aromatisch mit frischen Kräutern.

107| **So stoppen Sie Nierenerkrankungen**

Nährwertangaben: Niedriger Natriumgehalt, mittlerer Kalium- und Ballaststoffgehalt.

Geröstete Bell-Perper-Streifen

Zutaten:

1 rote Paprika, in Streifen geschnitten

1 gelber Glockenschneider, in Streifen geschnitten

1 EL Olivenöl

Frischer Rosmarin

Anleitung:

Den Ofen auf 400°F (200°C) vorheizen.

Paprika mit Olivenöl und Rosmarin vermengen und dann auf einem Backblech verteilen.

15–20 Minuten rösten, bis es weich und leicht verkohlt ist.

Verkostungsnotizen: Süß und leicht rauchig mit erdigem Rosmarinaroma.

Nährwertinfo: Geringer Gehalt an Kalium und Phosphor; hoher Gehalt an Vitamin A und C.

Spargel mit Zitronenschale

Zutaten:

1 Tasse Spargelstangen, geputzt

1 EL Olivenöl

Schale von 1 Zitrone

Schwarzer Pfeffer nach Geschmack

Anleitung:

Den Spargel etwa 5 Minuten dämpfen, bis er weich ist.

Mit Olivenöl beträufeln, Zitronenschale darüberstreuen und schwarzen Pfeffer hinzufügen.

109| **So stoppen Sie Nierenerkrankungen**

Verkostungsnotizen: Frisch und pikant mit einem leichten Zitrusaroma.

Nährwertangaben: Natrium- und Kaliumarm, gute Ballaststoffquelle.

Blumenkohlreis

Zutaten:

1 Tasse Blumenkohlblüten

1 EL Olivenöl

Salzfreies Gewürz (optional)

Anweisungen:

Den Blumenkohl in einem Lebensmittel verarbeiten, bis er eine reisähnliche Konsistenz erreicht.

In Olivenöl 5–7 Minuten anbraten, bis es weich ist.

Verkostungsnotizen: Mild und leicht nussig mit leichtem Knuspern.

Nährwertinfo: Wenig Kalium, Phosphor und Natrium, viel Ballaststoffe.

Einfacher Karottensalat

Zutaten:

1 Tasse geraspelte Karotten

1 EL Olivenöl

1 TL Apfelessig

Frische Petersilie, gehackt

Anleitung:

Mischen Sie in einer Schüssel geriebene Karotten, Olivenöl, Essig und Petersilie.

Gut vermischen und gekühlt servieren.

Verkostungsnotizen: Süß und würzig mit einem erfrischenden Knirschen.

Nährwertangaben: Wenig Natrium und Kalium, viel Ballaststoffe und Beta-Carotin.

111| **So stoppen Sie Nierenerkrankungen**

Zucchini-Nudeln mit Knoblauch und Kräutern

Zutaten:

1 mittelgroße Zucchini, spiralförmig geschnitten

1 EL Olivenöl

1 Knoblauchzehe, gehackt

Frisches Basilikum

Anleitung:

Olivenöl in einer Pfanne erhitzen, Knoblauch hinzufügen und kochen, bis es duftet.

Zucchini-Nudeln hinzufügen und 2–3 Minuten anbraten. Mit Basilikum garnieren.

Verkostungsnotizen: Frisch und leicht mit Kräuter-Knoblauch-Aromen.

Nährwertangaben: Geringer Gehalt an Kalium und Phosphor; hoher Gehalt an Vitamin C und A.

Rübenpüree mit Schnittlauch

Zutaten:

1 Tasse Rüben, geschält und gewürfelt

1 EL Olivenöl

Frischer Schnittlauch, gehackt

Anleitung:

Die Rüben etwa 10 Minuten lang kochen, bis sie weich sind. Abgießen und mit Olivenöl zerstampfen.

Mit gehacktem Schnittlauch garnieren und warm servieren.

Verkostungsnotizen: Cremig und mild mit leicht erdigem Geschmack und frischem Schnittlaucharoma.

Nährwertangaben: Geringer Kalium- und Natriumgehalt; mäßiger Ballaststoffgehalt.

Apfel-Kohl-Slaw

Zutaten:

½ Tasse geriebener Kohl

½ Tasse geriebener Apfel

1 EL Apfelessig

Frische Minzblätter (optional)

Anweisungen:

Kohl und Apfel in einer Schüssel vermengen, Essig hinzufügen und gut vermengen.

Für noch mehr Frische mit Minze garnieren.

Verkostungsnotizen: Knusprig und leicht süß mit einem würzigen Crunch.

Nährwertangaben: Niedriger Gehalt an Kalium, Phosphor und Natrium; hoher Gehalt an Ballaststoffen und Antioxidantien.

Geröstete Süßkartoffelwürfel

Zutaten:

1 kleine Süßkartoffel, geschält und gewürfelt

1 EL Olivenöl

Zimt (optional)

Anleitung:

Heizen Sie den Ofen auf 400°F (200°C) vor.

Süßkartoffelwürfel in Olivenöl wenden und mit Zimt bestreuen.

20 Minuten lang oder bis es weich ist braten.

Verkostungsnotizen: Süß, warm und aromatisch mit weichem Kern und leichtem Knirschen.

Nährwertinfo: Mäßiger Kaliumgehalt, hoher Ballaststoff- und Beta-Carotingehalt.

Jedes Rezept ist so konzipiert, dass es Textur und Geschmack bietet und gleichzeitig ein

115| So stoppen Sie Nierenerkrankungen

nierenfreundliches Profil gewährleistet, was diese Seiten zu einer gesunden Ergänzung zu Mahlzeiten macht, die Priorität haben Nieren-Wellness.

Suppen- und Eintopfrezepte für gesunde Nieren

Hier finden Sie nahrhafte und nierenfreundliche Suppen- und Eintopfrezepte, die speziell zur Unterstützung der Nierengesundheit entwickelt wurden. Diese Rezepte legen Wert auf kalium-, natrium- und phosphorarme Zutaten, wobei der Geschmack im Vordergrund steht.

Kräuter-Gemüsesuppe

Zutaten:

1 EL Olivenöl

1 kleine Zwiebel, gehackt

1 Selleriestange, gehackt

1 Karotte, gewürfelt

1 Tasse gehackter Kohl

4 Tassen natriumarme Gemüsebrühe

Frischer Thymian und Petersilie

Anleitung:

Olivenöl in einem großen Topf bei mittlerer Hitze erhitzen, Zwiebel, Sellerie und Karotte hinzufügen und anbraten, bis es weich ist.

Kohl, Brühe, Thymian und Petersilie hinzufügen.

20 Minuten köcheln lassen, bis das Gemüse weich ist.

Verkostungsnotizen: Leicht, würzig und erdig, mit dem wohltuenden Aroma von Kräutern.

Nährwertangaben: Niedriger Kalium- und Natriumgehalt, hoher Ballaststoffgehalt.

117| **So stoppen Sie Nierenerkrankungen**

Cremige Blumenkohlsuppe

Zutaten:

1 EL Olivenöl

1 Kopf Blumenkohl, gehackt

1 Knoblauchzehe, gehackt

4 Tassen natriumarme Brühe

½ Tasse ungesüßte Mandelmilch

Schwarzer Pfeffer nach Geschmack

Anleitung:

Knoblauch in Olivenöl anbraten, bis er duftet.

Blumenkohl und Brühe hinzufügen und köcheln lassen, bis der Blumenkohl weich ist.

Cremig pürieren, Mandelmilch einrühren und würzen.

Verkostungsnotizen: Samtig weich mit einem milden Knoblauch-Unterton.

Nährwertinfo: Kaliumarm, gute Ballaststoffquelle und natriumarm.

Süßkartoffel-Karotten-Eintopf

Zutaten:

1 EL Olivenöl

1 kleine Süßkartoffel, gewürfelt

1 Karotte, in Scheiben geschnitten

1 kleine Zwiebel, gewürfelt

4 Tassen natriumarme Brühe

Gemahlener Zimt und Muskatnuss

Anweisungen:

Zwiebel in Olivenöl anbraten, bis sie weich ist, dann Süßkartoffel und Karotte hinzufügen.

Mit Brühe aufgießen, Gewürze hinzufügen und 20–25 Minuten köcheln lassen, bis es weich ist.

Verkostungsnotizen: Süß und herzhaft mit wärmenden Gewürzen.

Nährwertinfo: Mäßiger Kaliumgehalt, reich an Beta-Carotin und Ballaststoffen.

Zucchini-Basilikum-Suppe

Zutaten:

1 EL Olivenöl

2 Zucchini, in Scheiben geschnitten

1 kleine Zwiebel, gewürfelt

4 Tassen natriumarme Gemüsebrühe

Frische Basilikumblätter

Anleitung:

Zwiebel und Zucchini anbraten, bis sie weich sind.

Brühe und Basilikum hinzufügen, 15 Minuten köcheln lassen, dann pürieren, bis eine glatte Masse entsteht.

Verkostungsnotizen: Frisch und kräuterig mit einer leichten Süße von Zucchini.

Nährwertangaben: Geringer Kalium- und Natriumgehalt; reich an Antioxidantien.

Kohl-Fenchel-Suppe

Zutaten:

1 EL Olivenöl

1 Tasse gehackter Kohl

½ Tasse gehackter Fenchel

1 Knoblauchzehe, gehackt

4 Tassen natriumarme Gemüsebrühe

121| **So stoppen Sie Nierenerkrankungen**

Anweisungen:

Kohl, Fenchel und Knoblauch in Olivenöl anbraten.

Brühe hinzufügen und 25 Minuten köcheln lassen, bis es weich ist.

Verkostungsnotizen: Aromatisch mit einem Hauch Lakritze aus Fenchel.

Nährwertangaben: Wenig Kalium, viel Ballaststoffe und Antioxidantien.

Butternusskürbis-Apfelsuppe

Zutaten:

1 EL Olivenöl

1 kleiner Butternussbrei, geschält und gewürfelt

1 Apfel, gewürfelt

1 Knoblauchzehe, gehackt

4 Tassen natriumarme Brühe

Gemahlener Zimt

Anleitung:

Knoblauch anbraten, Sellerie und Apfel dazugeben und 5 Minuten kochen lassen.

Brühe und Zimt hinzufügen, weich köcheln lassen, dann cremig pürieren.

Verkostungsnotizen: Süß und wärmend mit einem Hauch von Herbstgewürzen.

Nährwertangaben: Kaliumarm, reich an Vitamin A und Ballaststoffen.

Lauch-Kartoffel-Suppe

Zutaten:

1 EL Olivenöl

2 Stangen Lauch, in Scheiben geschnitten

1 kleine Kartoffel, gewürfelt

123| **So stoppen Sie Nierenerkrankungen**

4 Tassen natriumarme Brühe

Frischer Thymian

Anweisungen:

Lauch in Olivenöl anbraten, bis er weich ist, Kartoffeln und Thymian hinzufügen.

Brühe hinzufügen, köcheln lassen, bis es weich ist, und mixen, bis eine cremige Masse entsteht.

Verkostungsnotizen: Reichhaltig, erdig und wohltuend mit einem milden Lauchgeschmack.

Nährwertangaben: Niedriger Natriumgehalt; mäßiger Kaliumgehalt.

Streusel-Linsen-Eintopf

Zutaten:

1 EL Olivenöl

1 kleine Zwiebel, gewürfelt

1 Karotte, gewürfelt

½ Tasse gekochte Linsen

1 Tasse frische Spinat

4 Tassen natriumarme Brühe

Anleitung:

Zwiebel und Karotte anbraten, dann Linsen und Brühe dazugeben.

15 Minuten köcheln lassen, dann Spinat hinzufügen, bis er welkt.

Verkostungsnotizen: Herzhaft und erdig mit einem milden, nussigen Linsengeschmack.

Nährwertangaben: Hoher Ballaststoff- und mäßiger Kaliumgehalt, niedriger Natriumgehalt.

Tomaten- und Bell-Perper-Suppe

Zutaten:

1 EL Olivenöl

2 Tomaten, gewürfelt

1 Rote-Glocken-Rezept, gehackt

1 kleine Zwiebel, gewürfelt

4 Tassen natriumarme Gemüsebrühe

Anweisungen:

Zwiebel, Tomaten und Paprika in Olivenöl anbraten, bis sie weich sind.

Brühe hinzufügen, 15 Minuten köcheln lassen, dann pürieren, bis eine glatte Masse entsteht.

Verkostungsnotizen: Leicht süß mit Röstaroma und einer Spur Pfeffer.

Brokkoli-Blumenkohl-Suppe

Zutaten:

1 EL Olivenöl

1 Tasse Brokkoliröschen

1 Tasse Blumenkohlröschen

1 Knoblauchzehe, gehackt

4 Tassen natriumarme Brühe

Anweisungen:

Knoblauch anbraten, Brokkoli und Blumenkohl hinzufügen und 5 Minuten kochen lassen.

Brühe hinzufügen und köcheln lassen, bis das Gemüse weich ist. Dann pürieren, bis eine glatte Masse entsteht.

Verkostungsnotizen: Cremig mit mildem, nussigem Geschmack.

Nährwertangaben: Geringer Kalium-, Natrium- und Phosphorgehalt; hoher Ballaststoffgehalt.

Diese Rezepte zielen darauf ab, in jeder Portion Wärme, Komfort und essentielle Nährstoffe zu liefern und sind darauf zugeschnitten, die Anforderungen der Nierengesundheit während der Entbindung zu erfüllen köstliche, sättigende Aromen.

Fisch- und Gemüserezepte für gesunde Nieren

Hier sind nierenfreundliche Rezepte mit Fisch und Meeresfrüchten, die einen niedrigen Natrium-, Kalium- und Phosphorgehalt für diejenigen aufweisen, die auf ihre Nierengesundheit achten müssen, während der Geschmack kräftig und sättigend bleibt.

128| **So stoppen Sie Nierenerkrankungen**

Mit Kräutern gegrillter Lachs

Zutaten:

4 Unzen Lachsfilet

1 EL Olivenöl

Frische Rosmarin- und Thymianzweige

Schwarzer Pfeffer, nach Geschmack

Anleitung:

Den Grill auf mittlere bis hohe Hitze vorheizen. Den Lachs mit Olivenöl einreiben und mit Pfeffer und Kräutern bestreuen.

Auf jeder Seite 4–5 Minuten grillen, bis es flockig und goldbraun ist.

Verkostungsnotizen: Frisch, kräuterig und aromatisch mit knuspriger Schale.

Nährwertinfo: Hoher Gehalt an Omega-3-Fettsäuren, wenig Natrium.

Garnelen in Knoblauchbutter

Zutaten:

6 Unzen Garnelen, geschält und entdarmt

1 EL ungesalzene Butter

1 Knoblauchzehe, gehackt

Zitronensaft

Anweisungen:

Butter in einer Pfanne schmelzen, Knoblauch und Garnelen hinzufügen und kochen, bis es knirscht.

Vor dem Servieren etwas Zitronensaft darüberträufeln.

Verkostungsnotizen: Saftig mit zartem Knoblaucharoma und Zitronenschale.

Nährwertinfo: Niedriger Kaliumgehalt; hoher Proteingehalt.

Mit Zitrone gebackener Kabeljau

Zutaten:

4 Unzen Kabeljaufilet

Zitronenschale

1 EL Olivenöl

Schwarzer Pfeffer, nach Geschmack

Anleitung:

Den Backofen auf 175 °C (350 °F) vorheizen. Den Kabeljau in eine Auflaufform geben, mit Olivenöl beträufeln und mit Zitronenschale und Pfeffer bestreuen.

10–12 Minuten backen, bis es flockig ist.

Verkostungsnotizen: Frisches Zitronenaroma mit leichtem Buttergeschmack.

Nährwertangaben: Wenig Natrium; reich an magerem Protein.

131| **So stoppen Sie Nierenerkrankungen**

Tilapia mit Dill und Zitrone

Zutaten:

4 Unzen Tilapiafilet

1 EL Olivenöl

Frischer Dill

Schwarzer Pfeffer, nach Geschmack

Anleitung:

Tilária mit Olivenöl beträufeln, mit Dill bestreuen und mit Pfeffer würzen.

10 Minuten bei 190 °C (375 °F) backen, bis es weich ist.

Verkostungsnotizen: Mild und erdig, mit frischem Dillaroma.

Nährwertinfo: Niedriger Kalium- und Phosphorgehalt; hoher Proteingehalt.

Gebackener Thunfisch mit Ingwer und Soja

Zutaten:

4 Unzen Thunfischsteak

1 EL natriumarme Sojasauce

1 TL geriebener Ingwer

Grüne Zwiebeln zum Garnieren

Anleitung:

Thunfisch 10 Minuten in Sojasauce und Ingwer marinieren.

8–10 Minuten bei 175 °C (350 °F) backen.

Verkostungsnotizen: Leicht säuerlich und aromatisch mit einer Spur Ingwergewürz.

Nährwertangaben: Mäßiges Protein; Natriumarme Variante mit kontrollierter Sojasauce.

Heilbutt mit Paprikakruste

Zutaten:

4 Unzen Heilbuttfilet

1 EL Olivenöl

½ TL geräuchertes Paprikapulver

Schwarzer Pfeffer, nach Geschmack

Anweisungen:

Heilbutt mit Öl, Paprika und Pfeffer einreiben.

10–12 Minuten bei 200 °C (400 °F) backen.

Verkostungsnotizen: Rauchig mit knuspriger Außenseite und zarter Textur.

Nährwertangaben: Niedriger Kaliumgehalt; gute Quelle für gesunde Fette.

Gegrillter Mahi-Mahi mit Petersilie und Knoblauch

Zutaten:

4 Unzen Mahi-Mahili-Filet

Frische Petersilie, gehackt

1 Knoblauchzehe, gehackt

1 EL Olivenöl

Anleitung:

Filet mit Öl, Petersilie und Knoblauch einreiben.

Bei mittlerer Hitze 5 Minuten pro Seite grillen.

Verkostungsnotizen: Reichhaltig und herzhaft mit einer Spur Knoblauch.

Nährwertangaben: Niedriger Natrium- und Kaliumgehalt, hoher Proteingehalt.

Garnelenspieße mit Koriander und Limette

Zutaten:

6 Unzen Garnelen, geschält und entdarmt

Frisches Cilantro, gehackt

Limettensaft

Schwarzer Pfeffer, nach Geschmack

Anleitung:

Garnelen mit Cilantro, Limettensaft und Pfeffer vermengen.

Auf Spießen 2–3 Minuten pro Seite grillen.

Verkostungsnotizen: Frisch, authentisch, mit einer leichten Kräuternote von Koriander.

Nährwertangaben: Niedriger Kaliumgehalt; gute Proteinquelle.

Gegrillte Jakobsmuscheln mit Kräutern

Zutaten:

4 Unzen Jakobsmuscheln

136| **So stoppen Sie Nierenerkrankungen**

1 EL Olivenöl

Frischer Schnittlauch und Thymian

Schwarzer Pfeffer, nach Geschmack

Anweisungen:

Jakobsmuscheln mit Öl, Kräutern und Gewürzen beträufeln.

Bei hoher Hitze 4–5 Minuten grillen.

Verkostungsnotizen: Süß, saftig, mit einem milden Kräuteraufguss.

Nährwertangaben: Hochwertiges Protein; niedriger Kalium- und Natriumgehalt.

Einfacher pochierter Kabeljau mit Zitrone und Kräutern

Zutaten:

4 Unzen Kabeljaufilet

Frische Petersilie und Basilikum

Zitronenscheiben

Schwarzer Pfeffer, nach Geschmack

Anleitung:

Geben Sie den Kabeljau in einen Topf mit Kräutern und Zitrone und bedecken Sie ihn mit Wasser.

Bei schwacher Hitze 10 Minuten köcheln lassen, bis es weich ist.

Verkostungsnotizen: Sauber und zart mit zitronigem Duft.

Nährwertangaben: Niedriger Phosphorgehalt; Hervorragende Proteinquelle.

Diese Gerichte sind einfach zuzubereiten und enthalten wichtige Nährstoffe zur Unterstützung der Nierengesundheit. Jedes Rezept bietet kontrollierte Natrium-, Kalium- und Phosphorwerte sowie köstliche Aromen für eine ausgewogene, nierenschonende Ernährung.

Gute Rezepte für die Nierengesundheit

Hier finden Sie schmackhafte, nierenfreundliche Salatrezepte mit nährstoffreichen Zutaten zur Unterstützung der Nierengesundheit. Jeder Salat wird mit niedrigem Natrium-, Kalium- und Phosphorgehalt hergestellt und enthält Zutaten, die wichtige Nährstoffe für die Nierenfunktion liefern.

Gurken- und frischer Kräutersalat

Zutaten:

1 Gurke, dünn geschnitten

1 EL frischer Dill, gehackt

139| **So stoppen Sie Nierenerkrankungen**

1 EL frische Petersilie, gehackt

1 EL Olivenöl

1 EL Zitronensaft

Anleitung:

Gurke, Dill und Petersilie in einer Schüssel vermengen.

Mit Olivenöl und Zitronensaft beträufeln und vermischen.

Verkostungsnotizen: Knackig und erfrischend mit einem hellen Kräuteraroma.

Nährwertangaben: Geringer Natrium- und Kaliumgehalt; feuchtigkeitsspendend und leicht.

Beeren-Spritzsalat

Zutaten:

1 Tasse Babyspinat

¼ Tasse Erdbeeren, in Scheiben geschnitten

¼ Tasse Blaubeeren

1 EL ungesalzene Sonnenblumenkerne

1 EL Balsamico-Essig

Anleitung:

In einer großen Schüssel Spinat, Erdbeeren und Blaubeeren vermischen.

Mit Sonnenblumenkernen bestreuen und mit Balsamico-Essig beträufeln.

Verkostungsnotizen: Süß und spritzig mit frischem Beerenaroma.

Nährwertangaben: Niedriger Phosphorgehalt, voller Antioxidantien.

Kichererbsen- und Gemüsesalat

Zutaten:

141| **So stoppen Sie Nierenerkrankungen**

½ Tasse gekochter Kichererbsen (ungesalzen, abgespült)

½ rote Paprika, gewürfelt

1 Selleriestange, gewürfelt

1 EL Zitronensaft

1 EL Olivenöl

Anleitung:

Mischen Sie Kichererbsen, Paprikapulver und Sellerie in einer Schüssel.

Mit Zitronensaft und Olivenöl vermengen, bis alles gut vermischt ist.

Verkostungsnotizen: Erdig und sättigend mit einem milden Zitronenduft.

Nährwertangaben: Mäßiges Kalium; reich an Ballaststoffen und Proteinen.

Grünkohl-Apfel-Salat

Zutaten:

1 Tasse Grünkohl, gehackt

½ Apfel, in dünne Scheiben geschnitten

1 EL Walnüsse, gehackt

1 EL Apfelessig

Anleitung:

Grünkohlblätter mit einer kleinen Menge Apfelessig massieren, bis sie weich werden.

Apfelscheiben und Walnüsse hinzufügen und mit dem restlichen Essig vermengen.

Verkostungsnotizen: Leicht süß mit knackiger Textur und nussigem Aroma.

Nährwertinfo: Natriumarm, reich an Ballaststoffen und Vitaminen.

Karotten-Rosinen-Salat

Zutaten:

1 Tasse geraspelte Karotten

2 EL Rosinen

1 EL einfacher griechischer Joghurt

1 TL Honig

Anleitung:

Karotten und Rosinen in einer Schüssel vermischen.

Geben Sie griechischen Joghurt und Honig hinzu und rühren Sie um, bis alles gleichmäßig bedeckt ist.

Verkostungsnotizen: Süß und cremig mit einem Hauch natürlicher Karottensüße.

Nährwertinfo: Niedriger Kalium- und Natriumgehalt; gut für die Hydratation und Ballaststoffe.

144| **So stoppen Sie Nierenerkrankungen**

Quinoa- und Gemüsesalat

Zutaten:

½ Tasse gekochter Quinoa

½ Tasse Kirschtomaten, halbiert

¼ Tasse Gurke, gewürfelt

1 EL frisches Basilikum, gehackt

1 EL Zitronensaft

Anweisungen:

Tomaten, Kirschtomaten, Gurke und Basilikum in einer Schüssel vermengen.

Mit Zitronensaft beträufeln und vermischen.

Verkostungsnotizen: Leicht und spritzig mit frischem Basilikumduft.

Nährwertangaben: Mäßiges Kalium; hoher Protein- und Ballaststoffgehalt.

Avocado-Mais-Salat

Zutaten:

½ Avocado, gewürfelt

½ Tasse Maiskörner (frisch oder aufgetaut, gefroren)

1 EL Limettensaft

Schwarzer Pfeffer, nach Geschmack

Anweisungen:

Geben Sie gewürfelte Avocado und Mais in eine Schüssel.

Mit Limettensaft beträufeln und mit schwarzem Pfeffer bestreuen.

Verkostungsnotizen: Cremig mit einem Hauch von Limette und der Süße von Mais.

Nährwertangaben: Mäßiges Kalium; reich an gesunden Fetten.

Mediterraner Kichererbsensalat

Zutaten:

½ Tasse gekochte Kichererbsen (ungesalzen, abgespült)

1 EL schwarze Oliven, in Scheiben geschnitten

¼ Tasse Gurke, gewürfelt

1 EL rote Zwiebel, gehackt

1 EL Rotweinessig

Anweisungen:

Mischen Sie Kichererbsen, Oliven, Gurken und rote Zwiebeln in einer Schüssel.

Mit Rotweinessig vermengen, bis alles gleichmäßig bedeckt ist.

Verkostungsnotizen: Erdig und pikant mit einer Spur von Säure.

Nährwertangaben: Mäßiges Kalium; reich an Ballaststoffen und Proteinen.

Kohl-Ananas-Salat

Zutaten:

1 Tasse geriebener Kohl

¼ Tasse Apfelstücke (frisch oder ungesüßt aus der Dose)

1 EL frische Minze, gehackt

1 EL Reisessig

Anleitung:

Kohl, Ananas und Minze in einer großen Schüssel vermengen.

Mit Reisessig beträufeln und gut vermengen.

Verkostungsnotizen: Knackig mit süßem, tropischem Aroma und erfrischendem Abgang.

Nährwertinfo: Niedriger Kaliumgehalt, reich an Antioxidantien und Ballaststoffen.

Salat aus gerösteten Rüben und Orangen

Zutaten:

½ Tasse geröstete Rüben, gewürfelt

1 Orange, segmentiert

1 EL Kürbiskerne

1 EL Balsamessig

Anleitung:

In einer Schüssel geröstete Rüben, Orangensegmente und Kürbiskerne vermischen.

Mit Balsamico-Essig beträufeln und vermischen.

Verkostungsnotizen: Erdig, süß und würzig mit einem aromatischen Röstaroma.

149| **So stoppen Sie Nierenerkrankungen**

Nährwertangaben: Mäßiges Kalium; reich an Vitamin C und Ballaststoffen.

Diese Salate sind mit Blick auf Geschmack und Nährwert konzipiert, um die Nierengesundheit zu unterstützen und gleichzeitig Abwechslung und köstliche Texturen zu bieten. Mit kontrollierten Mengen an Kalium, Natrium und Phosphor bieten sie nierenfreundliche Mahlzeiten, die sättigend und erfrischend sind.

Smoothie- und Getränkerezepte für die Nierengesundheit

Hier finden Sie köstliche Smoothie- und Getränkerezepte, die zur Unterstützung der Nierengesundheit entwickelt wurden. Jedes Rezept konzentriert sich auf niedrige Kalium-, Phosphor- und Natriumwerte und bietet gleichzeitig lebendige und nahrhafte Aromen.

Heidelbeer-Zitronen-Smoothie

Zutaten:

1 Tasse ungesüßte Mandelmilch

½ Tasse gefrorene Heidelbeeren

1 EL frischer Zitronensaft

1 TL Honig (optional)

Anleitung:

Geben Sie Mandelmilch, Blaubeeren, Zitronensaft und Honig in einen Mixer.

Mixen, bis eine glatte und cremige Masse entsteht.

Verkostungsnotizen: Leuchtend, spritzig und erfrischend mit der natürlichen Süße der Blaubeeren.

Nährwertinfo: Wenig Kalium und Natrium, viel Antioxidantien und Vitamin C.

Gurken-Minz-Kühler

Zutaten:

1 Tasse Wasser

½ Gurke, geschält und in Scheiben geschnitten

4-5 frische Minzblätter

1 TL Honig (natürlich)

Anweisungen:

Wasser, Gurke, Minzblätter und Honig in einem Mixer vermischen.

Mixen, bis eine glatte Masse entsteht, dann nach Belieben durchseihen.

Verkostungsnotizen: Knackig und kühlend mit erfrischendem Minzaroma.

Nährwertangaben: Niedriger Kalium- und Natriumgehalt, hervorragend für die Flüssigkeitszufuhr.

Ananas-Ingwer-Smoothie

Zutaten:

1 Tasse Kokoswasser (ungesüßt)

½ Tasse frische Ananasstücke

1 TL frischer Ingwer, gerieben

Eiswürfel (optional)

Anleitung:

Kokoswasser, Ananas und Ingwer glatt rühren.

Geben Sie nach Belieben Eiswürfel hinzu und mixen Sie dann noch einmal für einen gekühlten Leckerbissen.

Verkostungsnotizen: Süß mit einem würzigen Ingwer-Kick und tropischem Aroma.

Nährwertangaben: Niedriger Natriumgehalt; vollgepackt mit entzündungshemmenden Verbindungen.

153| **So stoppen Sie Nierenerkrankungen**

Apfel-Zimt-Smoothie

Zutaten:

1 Tasse ungesüßte Mandelmilch

1 kleiner Apfel, geschält und gewürfelt

¼ TL gemahlener Zimt

1 TL Ahornsirup (optional)

Anweisungen:

Mandelmilch, Apfel, Zimt und Ahornsirup glatt rühren.

Verkostungsnotizen: Warm und behaglich mit einem Hauch von süßem Zimt.

Nährwertangaben: Niedriger Kaliumgehalt; reich an Ballaststoffen und Antioxidantien.

Beeren-Kokosnuss-Erfrischer

Zutaten:

1 Tasse Kokoswasser (ungesüßt)

½ Tasse gemischte Beeren (Blaubeeren, Himbeeren, Erdbeeren)

1 EL Limettensaft

Anweisungen:

Kokoswasser, gemischte Beeren und Limettensaft glatt rühren.

Verkostungsnotizen: Süß, spritzig und tropisch mit einem Hauch von Beerenfrische.

Nährwertangaben: Niedriger Phosphor- und Natriumgehalt, reich an Antioxidantien.

Pfirsich-Basilikum-Smoothie

Zutaten:

1 Tasse ungesüßte Mandelmilch

1 reifer Pfirsich, geschält und in Scheiben geschnitten

4-5 frische Basilikumblätter

155| **So stoppen Sie Nierenerkrankungen**

Anweisungen:

Mandelmilch, Pfirsich und Basilikum glatt rühren.

Verkostungsnotizen: Mild süß mit einer frischen, aromatischen Basilikum-Unternote.

ErnährungInfo: Wenig Natrium, wenig Kalium; reich an Ballaststoffen und Vitaminen.

Wassermelonen-Minz-Slush

Zutaten:

1 Tasse Wassermelonenstücke

5-6 frische Minzblätter

Eiswürfel

Anleitung:

Wassermelone und Minze pürieren, bis eine glatte Masse entsteht.

156| **So stoppen Sie Nierenerkrankungen**

Fügen Sie Eiswürfel hinzu und mischen Sie alles noch einmal, um eine kühle, matschige Konsistenz zu erhalten.

Verkostungsnotizen: Saftig und erfrischend mit einem frischen Minzgeschmack.

Nährwertangaben: Niedriger Kaliumgehalt; feuchtigkeitsspendend und kühlend.

Trauben-Limonaden-Smoothie

Zutaten:

1 Tasse Wasser

½ Tasse kernlose grüne Weintrauben

1 EL frischer Zitronensaft

1 TL Honig (optional)

Anleitung:

Mischen Sie Wasser, Trauben, Zitronensaft und Honig, bis eine glatte Masse entsteht.

157| **So stoppen Sie Nierenerkrankungen**

Verkostungsnotizen: Spritzig und süß mit frischem Zitronenaroma.

Nährwertangaben: Niedriger Natriumgehalt, reich an Vitaminen und Antioxidantien.

Erdbeer-Ananas-Smoothie

Zutaten:

1 Tasse ungesüßte Kokosmilch

½ Tasse Erdbeeren, geschält

½ Tasse Ananasstücke

Anweisungen:

Kokosmilch, Erdbeeren und Ananas glatt rühren.

Verkostungsnotizen: Süß, tropisch und cremig mit kräftigem Fruchtgeschmack.

Nährwertinfo: Niedriger Phosphorgehalt; Vollgepackt mit Ballaststoffen und Vitamin C.

158| **So stoppen Sie Nierenerkrankungen**

Grüner Apfel-Grünkohl-Saft

Zutaten:

1 kleiner grüner Apfel, entkernt und in Scheiben geschnitten

1 Tasse Wasser

½ Tasse Grünkohlblätter (Stiele entfernt)

1 TL frischer Zitronensaft

Anleitung:

Apfel, Wasser, Grünkohl und Zitronensaft glatt rühren.

Für eine glattere Textur nach Wunsch abseihen.

Verkostungsnotizen: Herb und erdig mit einem frischen, grünen Aroma.

Nährwertangaben: Natriumarm; liefert Antioxidantien und Ballaststoffe.

Diese Smoothies und Getränke sind so konzipiert, dass sie leicht, erfrischend und schonend für die Nieren sind. Sie liefern die notwendigen Nährstoffe und regulieren gleichzeitig die Natrium-, Kalium- und Phosphorwerte für eine optimale Nierengesundheit.

Kapitel Sechs

14-Tage-Speiseplan

Hier ist ein 14-tägiger Speiseplan für die Nierengesundheit, der verschiedene Optionen für Frühstück, Mittagessen, Abendessen und Snacks bietet. Jede Mahlzeit wird sorgfältig geplant, um die Nierenfunktion durch die Regulierung der Natrium-, Kalium- und Phosphorwerte zu unterstützen.

Tag 1

Frühstück: Blaubeer-Zitronen-Smoothie (kaliumarm)

Mittagessen: Quinoa-Salat mit Gurke und frischen Kräutern (nierenfreundliche Proteine)

Abendessen: Gebackener Kabeljau mit Spargel und Zitronen-Knoblauch-Sauce

Snack: Apfelscheiben mit ungesüßter Mandelbutter

Tag 2

Frühstück: Steel-Cut Oats mit frischen Erdbeeren und Chiasamen

Mittagessen: Gemüsewrap mit Paprika, Salat und Hummus in einer natriumarmen Tortilla

Abendessen: Gegrillte Hähnchenbrust mit gerösteten Zucchini und Karotten

Snack: Handvoll Blaubeeren

Tag 3

Frühstück: Ananas-Ingwer-Smoothie (entzündungshemmend)

Mittagessen: Gemischter grüner Salat mit geraspelten Karotten, Gurken und Olivenöl-Zitronen-Dressing

Abendessen: In der Pfanne gebratener Lachs mit grünen Bohnen und sautierten Pilzen

Snack: Selleriestangen mit natriumarmem Frischkäse

Tag 4

Frühstück: Pfirsich- und Basilikum-Smoothie (feuchtigkeitsspendend und natriumarm)

Mittagessen: Gerösteter Süßkartoffel-Spinat-Salat mit leichtem Tahini-Dressing

Abendessen: Putenfleischbällchen mit gedünstetem Brokkoli und Blumenkohlpüree

Snack: Frische Ananasscheiben

163| **So stoppen Sie Nierenerkrankungen**

Tag 5

Frühstück: Chia-Pudding mit frischen Himbeeren und ungesüßter Kokosmilch

Mittagessen: Gegrillter Gemüsesalat mit Zucchini, Paprika und Petersilie

Abendessen: Mit Kräutern gebackenes Hähnchen mit gedünsteten Babykarotten und Erbsen

Snack: Gurkenscheiben mit einem Spritzer Zitronensaft

Tag 6

Frühstück: Grüner Apfel-Smoothie mit Grünkohl und einer Spur Ingwer

Mittagessen: Quinoa-Kichererbsen-Salat mit Gurke, Tomate und frischem Basilikum

Abendessen: Tilapia mit welkem Frühlingszwiebel und gerösteten Süßkartoffeln

Snack: Eine Handvoll frische Brombeeren

Tag 7

Frühstück: Overnight Oats mit Birnenscheiben und gemahlenen Leinsamen

Mittagessen: Rote Linsensuppe mit Karotten und Sellerie

Abendessen: Gebratene Garnelen mit Paprika und Zuckerschoten

Snack: Paprikascheiben mit Hummus

Tag 8

Frühstück: Mango-Kokos-Smoothie (kaliumarme Fruchtbasis)

165| **So stoppen Sie Nierenerkrankungen**

Mittagessen: Streuselsalat mit Erdbeeren, Walnüssen und Balsamico-Vinaigrette

Abendessen: Putenburger mit Salatwrap und geröstetem Gemüse

Snack: Gewürfelte Ananas und Kiwi

Tag 9

Frühstück: Buchweizenpfannkuchen mit Blaubeerkompott (ohne Zuckerzusatz)

Mittagessen: Linsensalat mit Gurken, Paprika und Zitronen-Dressing

Abendessen: Gebackene Forelle mit gedünstetem Brokkoli und einer Beilage aus Karottenpüree

Snack: Frische Birnenscheiben mit einer Prise Zimt

Tag 10

Frühstück: Gurken-Minz-Smoothie (leicht und erfrischend)

Mittagessen: Rote-Bete-Rucola-Salat mit zerbröseltem Ziegenkäse

Abendessen: Gegrillte Lammkoteletts mit sautierter Zucchini und Sommersweet

Snack: Eine Handvoll frische Kirschen

Tag 11

Frühstück: Haferbrei mit Apfelscheiben und einer Prise Zimt

Mittagessen: Kichererbsen-Salat-Wrap mit Römersalat und natriumarmem Dressing

Abendessen: Gebackener Heilbutt mit Karotten- und Pastinakenpüree

Snack: Frische Selleriestangen mit Hummus

167| **So stoppen Sie Nierenerkrankungen**

Tag 12

Frühstück: Ananas-Spinat-Smoothie mit Kokoswasser

Mittagessen: Quinoa-Salat mit Paprikawürfeln, Gurken und Zitrone

Abendessen: Gebratene Garnelen mit gedünsteten grünen Bohnen und Blumenkohlreis

Snack: Geschnittene Wassermelone

Tag 13

Frühstück: Birnen-Zimt-Smoothie (kaliumarm)

Mittagessen: Gemischter Blattsalat mit gegrilltem Hähnchen, Walnüssen und Preiselbeeren

Abendessen: Gebackenes Hähnchen mit geröstetem Rosenkohl und Karotten

168| **So stoppen Sie Nierenerkrankungen**

Snack: Eine Handvoll frische Himbeeren

Tag 14

Frühstück: Chiasamenpudding mit Mango und einem Hauch Kokosnuss

Mittagessen: Rotkohl-Grünkohl-Salat mit Zitronen-Tahini-Dressing

Abendessen: Gegrillter Mahi-Mahi mit Blattspinat und Butternussbreipüree

Snack: Frisch geschnittene Melonenwürfel

Dieser Speiseplan legt Wert auf frische, vollwertige Zutaten mit geringem Kalium-, Natrium- und Phosphorgehalt und legt den Schwerpunkt auf die Nierengesundheit durch Flüssigkeitszufuhr und nährstoffreiche Lebensmittel. Jede Mahlzeit bietet Abwechslung und Geschmack, um nierenunterstützendes Essen angenehm und nachhaltig zu machen.

169| **So stoppen Sie Nierenerkrankungen**

Fazit

Sich auf den Weg zu machen, die Nierengesundheit durch eine Ernährung zu unterstützen, ist sowohl stärkend als auch transformativ. Eine Nierenerkrankung ist eine herausfordernde Erkrankung, aber wie wir herausgefunden haben, spielt die Ernährung eine entscheidende Rolle bei der Bewältigung und möglicherweise Verlangsamung ihres Fortschreitens.

Bei diesem Ansatz geht es nicht um radikale, vorübergehende Maßnahmen, sondern vielmehr um eine nachhaltige Änderung des Lebensstils, bei der Sie Ihren Nieren die Unterstützung geben, die sie brauchen, während Sie köstliche, nierenfreundliche Lebensmittel zu sich nehmen.

Wir haben uns auf eine Reise begeben, um die komplexen Funktionen der Nieren, die Stadien einer chronischen Nierenerkrankung und die Wissenschaft hinter einer nierenfreundlichen Ernährung zu verstehen. Indem Sie entzündungshemmende, nährstoffreiche Lebensmittel wählen und solche vermeiden, die die Nieren belasten könnten, können Sie Ihre Gesundheit sowohl proaktiv als auch präventiv kontrollieren. Die in diesem Leitfaden vorgestellten Mahlzeiten, Smoothies und Ernährungstipps sollen Ihnen dabei helfen, nierenunterstützende Lebensmittel problemlos in Ihren Alltag zu integrieren und so Geschmack und Abwechslung auf Ihren Teller zu bringen.

Dieser Leitfaden soll Sie vor allem mit Wissen und Inspiration unterstützen. Er soll Sie daran erinnern, dass die Diagnose einer Nierenerkrankung zwar überwältigend sein kann, Sie jedoch viel tun können, um die Krankheit effektiv zu bewältigen.

Jede bewusste Wahl, von der ausgewogenen Flüssigkeitszufuhr bis zur Auswahl

171| **So stoppen Sie Nierenerkrankungen**

nährstoffreicher Zutaten, bringt Sie einem gesünderen, erfüllteren Lebensstil näher. Denken Sie daran, jeder Schritt ist ein kraftvoller Schritt zur Verbesserung Ihres Wohlbefindens.

Begeben Sie sich auf diese Reise und lassen Sie Essen nicht nur Nahrung sein, sondern einen wichtigen Teil Ihres Nierengesundheits-Toolkits. Wenn Sie diese Rezepte und Prinzipien in Ihr Leben integrieren, können Sie sicher sein, dass Sie eine Grundlage für Widerstandskraft und Stärke schaffen und Ihrem Körper auf dem Weg zur Nierengesundheit die bestmögliche Unterstützung geben.

Auf eine vitale, nierenunterstützende Ernährung, die Ihnen jeden Tag Wohlbefinden und Vitalität verleiht!

www.ingramcontent.com/pod-product-compliance
Lightning Source LLC
Chambersburg PA
CBHW061636250726
48659CB00004B/1241